哎呀，我去！（上）

[美]　迈克尔·I. 贝内特（Michael I. Bennett, MD）　◎著
　　　萨拉·贝内特（Sarah Bennett）

吴凯强　◎译

SPM

南方出版传媒

广东人民出版社

·广州·

图书在版编目（CIP）数据

哎呀，我去！.上/（美）迈克尔·I.贝内特 (Michael I.Bennett)，（美）萨拉·贝内特 (Sarah Bennett) 著；吴凯强译.—广州：广东人民出版社，2017.2

ISBN 978-7-218-11588-7

Ⅰ.①哎… Ⅱ.①迈… ②萨… ③吴… Ⅲ.①心理调节－通俗读物Ⅳ.① R395.6-49

中国版本图书馆 CIP 数据核字（2016）第 325263 号

F*ck Feelings: One Shrink's Practical Advice for Managing All Life's Impossible Problems by Michael Bennett MD & Sarah Bennett

AI YA   WO QU
哎呀，我去！（上）

[美] 迈克尔·I.贝内特 萨拉·贝内特 著   吴凯强 译   版权所有 翻印必究

出 版 人：肖风华

策　　划：中资海派
执行策划：黄 河 桂 林
责任编辑：曾白云 郑 婷
特约编辑：周丹丹 贺 喆
版式设计：刘 榴
封面设计：胡椒設計

出版发行：广东人民出版社
地　　址：广州市大沙头四马路 10 号（邮政编码：510102）
电　　话：(020) 83798714（总编室）
传　　真：(020) 83780199
网　　址：http://www.gdpph.com
印　　刷：深圳市福圣印刷有限公司
开　　本：787mm×1092mm 1/32
印　　张：8.5 字　数：134 千
版　　次：2017 年 2 月第 1 版 2017 年 2 月第 1 次印刷
定　　价：35.00 元

如发现印装质量问题，影响阅读，请与出版社（020-83795749）联系调换。
售书热线：(020) 83795240

权威推荐

《时尚芭莎》(*Harper's Bazaar*)

这本书简直是对心理自助类图书竖起了中指……让人耳目一新。

《纽约邮报》(*New York Post*)

这本书是对心理自助类书籍发起的冰桶挑战……充满中肯的建议。

《纽约时报书评》(*The New York Times Book Review*)

贝内特父女没时间在感伤的励志口号上下工夫……他们力劝读者放弃追求完美，在现实中尝试多加提升……他们的目的并不是在你读完这本书后说让你说出"我本来很完美"，而是说"此刻，我就是最好的自己。"

《大西洋月刊》(*The Atlantic*)

对"生活中不可能的问题"这一观点，本书提供了一个严肃而又玩世不恭的看法。

Refinery 29（全球时尚潮流网站）

《哎呀，我去！》是一本终极的反心理自助类书籍。

《库科斯书评》(*Kirkus Reviews*)

这本书极具教育性，读起来又令人愉悦，会使你精神抖擞。

爱德华·哈罗威 (Edward Hallowell)，医学博士，《分心不是我的错》(*Driven to Distraction*) 作者

对于如何应对生活中各种各样的痛楚，《哎呀，我去！》一书中提供的建议不仅值得信赖而且极

具可行性。本书内容有趣，极具魅力，充满智慧
又温暖人心。书中富含精彩的事例和令人难以忘
怀的妙语，会帮助任何读者获得真正的智慧，祛
除迂腐的思想。"

ELLE（世界时装之苑）

这本书太有魅力了……书中的建议简直令人
信服。

珍 · 柯克曼（Jen Kirkman），喜剧演员，《纽
约时报》畅销书《我几乎不能照顾我自己》(*I
Can Barely Take Care of Myself*）作者

我不相信任何所谓的心理自助书籍，这也是
我喜欢《哎呀，我去！》的原因。如果糟糕的情
绪让你吃不消，那本书会帮你解决这一困扰。书
中呈现出我们自身的螺旋型思考方式，及如何接
受我们自己的情绪并不用总是在意糟糕情绪的例
子，非常有趣！因为生活——即使很糟糕，也可
以过得很有趣。

盖尔·鄂里克·罗宾逊 (Gail Erlick Robinson)，心理咨询专业医学博士，多伦多大学精神病学教授

　　尽管这本书的书名咄咄逼人，但迈克尔·贝内特博士确实很信任情绪的力量。他仅仅认为，一个人应多花些时间审视自己的内心寻求答案，或者摆脱愧疚和愤怒。不过，人们应该认识到并接受自己的缺陷，乐于改变自己的行为和态度。这本书的建议对任何人都有用，包括那些心理医生，他们可以用这个技巧帮助病人，避免让其陷入无休止的治疗中。我也用这个技巧来治疗我的一些病人。这本书是一本卓越的结合，既能学到宝贵的知识，也是一次有趣的阅读旅程。

卡罗尔·C. 纳德尔森 (Carol C. Nadelson)，医学博士，哈佛医学院精神病学教授，美国精神病学会前会长

　　这本书充满智慧，语言诙谐幽默，极为实用，

并且向我们所有人讲述了大量精彩的案例。读这本书，一定会带来很多乐趣。

目 录

01

007 自我提升？见鬼去吧！

想想自己是不是总有一段时间仿佛打了鸡血般的致力于自我提升？看书、健身、学习新技能、管理情绪……在某个时刻，你似乎看到了"人生赢家"四个字在向自己招手。然而，事实证明你还是在生活中挣扎的不知名人物。此时，也许你的心理已经喊出了"老子不干了"。

1

02

自尊心是暂时没被识破的玻璃心 061

你在什么时候觉得自尊心受到了伤害？失恋、受人指摘、自己的缺陷被人公之于众……是的，每一次负面事件的发生都让你觉得自己的自尊心被践踏了。于是，你伤心、自责、试图再次找回自己的自尊心。可你是否想过，有时你的自尊心只是披了一层外衣的玻璃心？

03

113 心累？因为你总是在追求公正

世上不存在绝对的公平正义，这似乎是条公认的真理。可总有一群人罔顾真理，想要在生活中追求公正。也许你就是这群人中的一员，因为你可能是不公正事件中的受害者，追求公正也情有可原。如果你试着接受不公正呢？

165 当你有一个做"圣母"的机会

助人为乐无疑是人性中闪闪发光的优点。然而在发挥这个优点时，有的人总是"用力过猛"，给自己和他人都带来了不少的压力。要知道，你不是圣母，不能事事都能搭上帮手。即使你有机会做一次圣母，那也要掌握正确的"姿势"。

在追求心灵的平静前，还不如…… 211

对绝大多数人来说，每天能心平气和地生活简直就是奢望。不管是在生活还是工作中，人们难免会因为一些事情产生负面情绪。很多人把这些负面情绪当作敌人，时刻想要除之而后快。可是，你真的见过有人能彻底摆脱负面情绪，得到心灵的平静吗？呵呵，没有。

前　言

精神病医生会教你的事

——贝内特医生

大多数人阅读心理自助或个人管理类图书，或心灵读物，抑或是去看精神病医生，都是因为他们无法凭借自己的力量解决问题，比如抑郁、焦虑、在感情中受伤、太胖或者太瘦等诸如此类的问题。无论他们去看医生是想寻求建议还是进行治疗，基本而言都想被治愈。现在这些期待（被治愈）受到了公众人物的煽动，如菲尔博士 (Dr.Phil)、德鲁博士 (Dr.Drew)、劳拉博士 (Dr.Laura)、尼克博士 (Dr.Nick) 等，因而呈现出愈演愈烈之势。

本书会给你提供更加实用的解决问题的方法，由本人迈

克尔 • 贝内特（Michael Bennett）和我的女儿萨拉 • 贝内特（Sarah Bennett）共同执笔。我是一名获得职业资格认证的精神病专家，毕业于哈佛大学医学院，目前主要经营自己已有三十多年历史的私人诊所。在此期间，我治疗了成千上万名的患者，他们要么患有精神疾病，要么恶习缠身，要么是感情不顺。我的女儿萨拉是一位喜剧作家，她多年来一直为每月在纽约正直公民旅剧院（The Upright Citizens Brigade Theatre）出演的喜剧表演撰写稿子。除此之外，我们还共同经营着一个网站 fxckfeelings.com。

通过观察人们在治疗前后的落差，以及他们真正可以实现的目标，我渐渐意识到，人们来看心理医生，或者渴望自己能被治愈，都是为了否认一个事实——其实很多事物都无法改变，不论是生活、他人，还是自身的个性。他们将自己看成失败者，或者孜孜不倦的求索者，除非找到答案，否则他们没法过上正常的生活。他们坚信自己能被治愈，而如果之前的心理医生不能帮他们实现愿望，他们就会对此紧追不舍。不幸的是，很多心理医生都非常渴望帮助患者实现目标，都选择支持他们虚假的希望，而我不是这样。

《哎呀，我去！》认为你在大多数情况下都没有失败，也不需要更努力或者花更长时间等待病情好转；相反，你需要接受生活本来的样子，因为你为此所做的努力显得弥足珍贵。当你说服自己接受无法改变的事物（性格、配偶、孩子、感情、老板、国家等）之后，本书会向你展示如何才能更有效率地处理生活中的难题，而不是固执地试图改变它们。如果你愿意接受这些无法改变的事物，我们有很多积极的建议能帮你更好地处理一团乱麻的生活，让你免做无用之功。

　　你的问题可能会是：希望自己能够停止仇恨，希望自己不要再酗酒嗑药，希望自己能够治愈忧郁，希望自己能够改变配偶、孩子或父母……其实，当你想要寻求帮助时，通常都是这些愿望无法实现的时候，只是你仍旧没有醒悟。如果继续这样下去，你既无法继续前行，也无法通过治疗得到帮助。除非你接受有些事情不可改变的事实，然后振作起来，放弃不切实际的幻想，树立切实可行的目标。

　　接受自己制定的目标中那些明显无法实现的部分，接受抑郁症漫长而无药可救的状态，这样你就不会因为自己无法控制它而自责。然后你要停止不起作用的治疗，采取一切积极的措施，让自己能够缓解疾病或解决问题；接受有些损失会让自己一直苦恼，这样你就不会沉湎于痛苦之中，才会将痛苦看成常态，而后更努力地创造美好的生活；接受自己无法抗拒某些不健康药物、不合适的性伴侣或者难以抑制的冲动，哪怕你有自知之明也无法改变这些事实。不要问自己为什么会有缺点，只要不因为这些缺点变成一个混蛋就行了。

如果成功地让寻求建议的患者和读者接受自己无力改变的事物后，我们会向你说明，其实你不必为痛苦承担过多的责任。我们会传授你一些行之有效的方法，尽力帮你缓解痛苦。你之所以想不到这些方法，是因为你在痴心妄想一些事物，而从来没有认真思考该如何解决问题。

但是，我们不敢保证采用这些方法后你就会获得幸福，恰恰相反，这些方法只能提升你的能力，从而让你更好地应对生活中不可避免的痛苦。我们不反对重获幸福，只是反对你做无用之功。在我们的世界里，感情并不能统治一切，接受自身的局限（而不是永无止境地自我提升）才是继续前行的关键，才能让你更加有效地应对生活中所有的风风雨雨。

所以，我们不会告诉你如何修复一段破碎的感情，如何改造一个坏男友，如何赢得老板的尊重。我想，唯一能够真正告诉你如何改变别人想法的恐怕只有前脑叶白质切除术①。

①前脑叶白质切除术是一种神经外科手术，在 20 世纪 30 年代至 50 年代用来医治一些精神疾病，也是世界上第一种精神外科手术。——译者注

相反，我们会告诉你如何才能忽略那些问题引发的失望、怨恨和贫困，这样你才能实事求是地处理问题。

只有设立合理的底线，你才能够跟难缠的父母和平相处；只有设立正确的标准，你才能够彻底避免渣男；只有抱以合理的期待，你才能够不受坏老板的影响而专心工作，或者找到一位更好的老板。本书不会对你虚假承诺或设置幸福结局，我们会提供具体的步骤，让你忽略令自己反感的事物，然后充分利用自己实际能够控制的事物来进行改变。

本书还有很多有趣的表格，这样我跟萨拉才可以自娱自乐，如下表所示：

坏的愿望	好的目标
做最好的自己！	学会接受"自己"不是最好的，并顺其自然。
学会爱自己！	爱自己是为了肯定自己所做的努力。
再也不要喝酒了！	永远不要抵抗美酒的诱惑。

书中每一章都会列出一些人们希望解决常见问题时（如孤独、自我形象不佳或者冲突）的期望，并且会说明哪些部分基本是幻想。通过案例，我们会向你展示如何界定愿望是否可能实现，如何树立切实可行的目标以及如何利用有效方

法来实现目标。我们会反复提醒你要尊重自己为应对厄运所做的努力，而不要因为运气不错就沾沾自喜。除此之外，我们还会提供一些信息，让你知道如何去寻找有效的治疗方法。

当其他图书信誓旦旦地保证能帮你走上幸福之路时，本书会明确地告诉你，捷径根本不存在。而且，如果相信捷径能够解救自己的话，你只会认为自己很失败，不会认为自己只是不走运而已。本书能向你保证，如果你能保持幽默感，然后根据现实调整期望值，控制感情，管理不良行为，做自己该做的事，那么，生活就没有过不去的坎。

对于那些一心想要出名且过于乐观的某博士所认定的幸福秘诀，我们只能说——去他的幸福吧，去他的自我提升，去他的自尊，去他的公平，去他的助人为乐，去他的一切尽在掌控中！只有停止幻想，你才会变得更现实，才能找到更实际的解决方案。是的，本书可以做到，真正的医生就是这样与众不同。

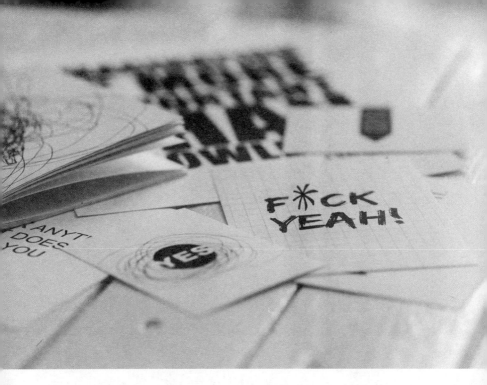

01

自我提升？见鬼去吧！

想想自己是不是总有一段时间仿佛打了鸡血般地致力于自我提升？看书、健身、学习新技能、管理情绪……在某个时刻，你似乎看到了"人生赢家"四个字在向自己招手。然而，事实证明你还是在生活中挣扎的不知名人物。此时，也许你的心理已经喊出了"老子不干了"。

F*ck Feelings

因为江山易改，
本性难移啊！

买个人管理方面的图书，通常意味着你就快向自我危机投降了，意味着你已经走到了要接受心理治疗的边缘。在买书前你可能会办一张健身卡，至少也得买一张尊巴健身舞教学光碟，或者继续向教育机构讨一本宣传册吧？

一辈子专注于提高自我修养，这的确令人敬佩。如果你是奥普拉·温弗瑞(Oprah Winfrey)，还能因此赚个盆满钵满。但是你千万不能将本书和迪帕克·乔普拉①(Deepak Chopra)的作品混为一谈。我必须先给你打一支预防针——要想自我提升，你必须抱着不死

①美国著名的心灵导师和畅销书作家。——译者注

不休的决心，但这并不意味着你一定能实现。你的体力和智力都有极限，况且，为了永远取得胜利，你已经透支得够多了。

罗马不是一天建成的，太着急最终只会让你无法接纳自己，不能拥抱眼前的生活。所以提升自我要付出努力，同时也要考虑自身的条件。不然，这顶多算是糟蹋自己，而不是什么自我提升。

同样的道理也适用于控制坏脾气和改正缺点。"上瘾症"十二步骤康复计划①能让人们接受上瘾不可控的事实。上瘾本身并非不可控，只是它让人类产生了缺点，而缺点才是我们无法真正掌控的。世界上总有一些事物至少暂时不受我们控制，让人做一些后悔难当的蠢事。然而做完蠢事，我们会郁闷得想要自插两肋。但如果不做，只要想到那些未知的可能性，我们又有种百爪挠心的感觉。

你觉得活着够惨吗？还不够！大家都不能改变什么。自我改变也有限度，认清这点，或许能够帮你改正坏习惯，或者解决穿衣品味差的问题。

实际上，如果深入了解功能失调行为，你可能会忍不住

---

①通过一套有指导原则的行为课程来治疗上瘾、强迫症和其他行为习惯问题的步骤。——译者注

嘲笑道：这帮人的脑子都秀逗了吧！有些人看起来很正常，只是因为他们没有经受各种压力、情感关系以及日本动画等能够揭露精神障碍因素的轰炸。当然，达尔文认为每个物种都有其独特性。个体差异，甚至功能障碍的差异都能提高物种遗传的多样性。遗传多样性对生物来说是好事一桩，这能够提高某些生物未来在面对威胁时的生存概率。但对个体来说简直是一场灾难：DNA 携带各种各样会带来奇怪本能和冲动的基因，谁受得了？

所以，我们总会将情绪和行为问题怪罪在父母身上。但神经科学表明，情绪和行为问题以及心灵创伤都是由不可逆神经"布线"造成，与基因无关。这就是即便我们斗志昂扬且有高人指点的前提下也很难实现自我提升的原因。换句话说，我们被坑了。

是的，以上事实让你感到无能为力和痛苦，但你以为真的做到了自我提升就没烦恼了吗？你以为勇气和自信可以让自己忘乎所以地穿着斗篷和紧身衣招摇过市，这就是"不一样的烟火"了吗？真正的自信来源于明知力量有限但每次都能爆发自己的小宇宙。如果你的力量不够强大，那就去历练，终有一日能够打败大魔王，到那时你就升级了！

　　若能接受自我提升有限的事实，你就能看到限制的本质。只有看清这一点，你才能更好地应对它们。爆发小宇宙并不意味着你要激发自己最大的潜力，而是根据实际情况，利用自身资源，了解自身缺陷，在合理的范围内挖掘潜能。

　　许多自寻死路的行为，比如暴饮暴食、抑郁、拖延等，看似可控，实则不然。这些行为看上去是需要坚定意志、不断努力才能改正的坏习惯。但事实上，无论做出怎样的努力要改正过来都是非常苦恼的。这不是任何人的错，你甚至不能责怪你的母亲。唯一可以得出的结论是：许多人对自己行为的掌控力稍差，达不到他们理想的程度，而且他们也很难判定要为自己的行为承担多少责任。

　　当然，正是因为你不能事事顺遂摇身一变成为大 Boss，也不能马上改掉坏习惯，所以你需要不断地尝试。如果你立志要成为一个正直有责任感的好人，恐怕你永远都无法摆脱困境了。事实上，因为你有缺点，自我提升和控制能力有限，所以你必须更加努力才能接近目标。千万不要因为不可控的结果而自责，你必须抱着奋力一搏的勇气和决心。

　　人们会请求帮助（比如看心理医生）主要是有自我提升的需求。除此之外，还有一个我们都不愿意承认的事实：虽然付出了努力，可你还待在原地。无论你的生活如何，到达哪个人生阶段，还是出于什么理由购买了本书。本章的目标与生活目标一样，都是为了让你客观地评估自我提升的能力，让你更好地接受那些无法改变的已知事实，将你的个人限制转换为有用的行动指南。

哎呀，我去！失控了！

除了电视录像的观看顺序以及对贾斯汀·比伯（Justin Bieber）的看法，我们可掌控的东西实在少之又少。这让我们经常会有身处失控边缘，生活马上就要变得一团糟的感觉。而这种感觉有时候也是因为你真的对生活失去了掌控，还因为亲近的人在处理你们之间的关系时掉了链子，而有时候仅因为"得不到的永远在骚动"。不论是什么原因，当感觉快要失控时，你所希望达成的目标基本没有可行性，那只会让你感觉更加无能为力，后面会列举三个案例。

问题是，"失控"往往就是这样，不管你做多少努力（诸如健身、接受心理治疗），都无法改变一个事实：生活有权利百般为难你，杀你个措手不及。接受生活的不可控性，其实

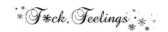

并不会妨碍你修复损伤或加速复原。

感觉无助并不意味着一切都会以悲剧收场，或者你活得不够精彩。如果你能够忽视这种糟糕的无助感并积极应对问题，而不是失去理智或者自责不已，还是有很多东西值得你引以为傲，生活也会呈现出更多可供考虑的选择。

以下是你觉得自己应该能掌控但并不能的某些方面

❋ 收入；

❋ 感情状况；

❋ 他人对你的真实看法；

❋ 你的后代；

❋ 拒绝超大包黄瓜味薯片、美味夜宵和男神（女神）向你搭讪的能力。

人们的愿望包括：

◈ 重新掌控他们自认为曾经掌控过的东西；

◈ 找出一个能够让家人提高自控力的办法；

◈ 摆脱持续的无助感。

以下是三个问诊例子。

 问诊现场 I

我一直勤恳地工作，销售业绩也很好，还娶了一个自认为可以相依为命的老婆。所以我真的不明白为什么自己的生活突然就变得糟糕了。公司倒闭后我也失业了，在勉强接受一份报酬更低的工作后，我发现新老板很讨厌我。与此同时，老婆说她对我已经没有感觉了，她无法与自己不爱的人一起生活，即便我觉得我们组建了一个相当完美的家庭。现在每天我都感觉在混吃等死，痛苦如影随形。身为一个大男人我竟然终日以泪洗面，我知道我就是这世上最大的失败者。我想重新掌控自己的生活。

问诊现场 II

我儿子是大帅哥，却经常给我找麻烦。他现在已经25岁了，似乎就是过不好自己的生活。上学时我们努力地帮助他，但他从来不做家庭作业，大学入学一年后还休学了。我们觉得他喝酒太多，他却不这样

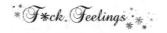

认为。他的女朋友没有正式工作，脸上都是些鼻环耳环，而且她还有个坐牢的前男友。老公和我害怕有一天她会突然宣布她怀上我们家的孩子。我想找出儿子的问题，以帮助他掌控自己的生活。

问诊现场 III

我是这个世界上最大的骗子。上班族会觉得我把生活打理得井井有条。但他们不知道的是，我每次演讲前都会非常紧张，好几天都会食不甘味寝不安席，而且总是沉迷于我之前谈到过的愚蠢的想法，并希望自己可以把说过的话收回。我就是个精神病，还装出一副生活井然有序的样子，这让我感觉更加失控。我想过不那么紧张的生活。

如果我告诉你，这些问题其实可以有效解决，你可能不会相信。但是如果谈到你对生活失去了掌控的问题，很多人可能会发出"哎呀我去"的感叹。有些人认为自己陷入不可扭转的生命困境，信仰轰然倒塌；有些人则是因为看到他们所爱之人无法搞定自己的生活而变得无助；还有人认为他们生活在灾难边缘，走错一步就会万劫不复，但却没有意识到自己才是最擅长规避风险的一类人。

不论哪种情况，感觉到失控并不意味着你一定有能力制止，所以请不要对错误和弱点耿耿于怀。相反，你应该客观公正地审视自己，自问一个优秀的人在逆境之中会怎么做？即便是因为一个愚蠢的错误导致你处于这种境地，无论这些错误涉及你的工作、子女还是精神状态，你也要从中吸取教训，而不是自责不已。因为由错误导致的恶果不是你所能控制的。

如果因为现在的混乱局面而责备自己，那么你将变得软弱不堪，注意力也无法集中，而此时是最需要体现你坚强品质的时刻。如果你沉溺于自责，一直想着自己应该接受惩罚，那你就更加无法做出明智之举，无法给他人力量，更无法合理反思。

一旦你甩掉沉重的心理负担，正确评估自己的表现，你就可以找回自信，重新上路。还将精力充沛地展开工作，管教失控的孩子，忍受并忽略焦虑感。最后，你会更加珍惜在混乱局面中战斗的日子，因为顺境中的一切都让你感到寡然无味。

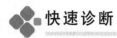

◆ 快速诊断

以下愿望是无法实现的：

◈ 获得赞扬、涨薪水或组建新家庭；

◈ 拥有永远的平静、爱和幸福（或经济保障）；

◈ 明确地知道你目前的生活走在正轨上；

◈ 相信你有能力让生活保持正轨。

切实可行的目标：

◈ 为自己设立一套可以达到的标准；

◈ 达到目标时鼓励自己；

◈ 承受痛苦、恐惧和不幸，并为此感到骄傲；

◈ 不要让痛苦改变你的价值观、人生道路或决心。

可以采取的办法：

◈ 未雨绸缪，对危险讯号保持警惕，事后吸取教训；

◈ 自问是否期待与众不同；

◈ 评估自己的工作付出度、忠诚度和重要程度；

◈ 假设你应该过得更好，请暗示自己——你没有辜
   负自己的价值观，不论你怎样看待自己，这种无

助感和羞辱感都不关你的事；

◈ 向精神病专家或心理医生寻求帮助，看他们是否
有行为技术疗法或药物可以减轻你的焦虑或沮丧
（如果这种感觉过于强大压得你喘不过来气的话）。

 ## 你的脚本

当觉得生活无可救药时，你可能会对别人或自己说……

亲爱的：

我知道你肯定觉得 _____（高贵的我们、你、我
们的儿子）已经走到了 _____（犯错、可能发生悲剧）
的边缘。但生活就是如此，不如意事十之八九，可与
人言无二三。有时候我会认为生活无望！特别是回想
起以前的 _____（厄运、焦虑、自己的恶习）。所以
不论你做了多么微小的好事，都要为之自豪。即便这
些事无法解除当前的难题，也要为自己骄傲，不要在
意什么 _____（厄运、不良基因、猪一样的队友、精
神创伤）。永不放弃前行！

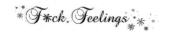

你知道什么才是秘密背后真正的秘密吗？

朗达·拜恩（Rhonda Byrne）所著的《秘密》（*The Secret*）是一本心灵读物，它的核心观点就是：念念不忘，必有回响（即吸引力法则，发射你"想要什么"的信号到宇宙中，宇宙就会实现它）。

《秘密》认为如果你又胖又穷，不是因为你在经济不景气的情况下找了一份烂工作，也不是因为你勉强工作一天之后又去吃了一份添加了大量黄油的豪华芝士汉堡，是因为你在经济适用房里称体重时想的是"太糟糕了，我是个又胖又穷的屌丝"，而不是"嘿，我是高富帅！"。奥普拉是《秘密》的铁杆粉丝，还有很多人奉此书为圭臬，其中有些人凭借此书找到了更好的工作。

现在，《秘密》里的观念其实早已屡见不鲜，它们经常自称是精神理念的延伸。其实真正的秘密是恰好相反，你肯定不愿意听，也不愿意花钱去学习。因为真相很残酷：不论你多么专注地向宇宙发射美好的想法、愿望或祈祷，美梦都不会成真。生活就是这样不公平，不管你怎样努力。

许愿越多，你就越会觉得生活似乎一成不变。最糟糕的事情莫过于一旦你的美梦成真了，你自以为发现了心想事成的秘密，但事实并非如此。贪得无厌是人的天性，你就会期望实现更多的愿望，但总有一天你会失败。不论多么想志在必得，你也不可能每一次都能心想事成，这就是生活。

你可以继续许愿、祈祷，它能让你知道自己想要什么，特别是当你明白事情的轻重缓急且能激励你辛勤工作的时候。只是当没有得到回报时，不要太在意得失，而且你也要小心不要发胖了。

刨根问底是病，得治

不知从何时开始，人们倾向于将解决感情问题等同于找车钥匙。如果你试图用此方法挖掘问题的根源，通常都无法找到正确答案。不过这样做也有好处，你很可能找回丢失已久的太阳镜。

即便在追根溯源无果后，人们也不愿质疑这种方法的有效性。很多问题我们永远也找不到答案。追寻真相无可厚非，但如果上下求索之后还是一无所获，那么很可能根本就没有真相。这时再执迷不悟无异于作茧自缚，因为你既无法找到问题的关键，也不知道如何行动。

如果你具备足够的取证能力和洞察力，并开诚布公地分享实际存在且压抑到如今很可能令人尴尬的情绪，人们会更愿意相信你能解决一些问题。事实上，即使知道了坏习惯是怎样养成的，也不意味着你就有能力改掉它，而且追根溯源了解越多反而会给你拖延的借口，你会告诉自己等更容易时再改，但在任何时候改掉坏习惯都很难。所以，直击问题根源对心理治疗没有帮助，还会浪费很多时间。

通常情况下，如果心理治疗并未解决问题，你会怀疑它不够密集持久，或者自己不够真诚，抑或是你的心理医生不够专业。如果涉及感情，你还会怀疑自己是否表达清楚了痛苦、消极的感觉，但以上种种怀疑不仅于事无补，还会使情况变得更糟。

以下迹象表明你必须停止追根溯源的行动：

你投入的精力与解决问题的能力成反比；

> ※ 你的朋友、孩子和宠物都认为你应该停止讨论过去或"少扯淡"；
>
> ※ 你的心理医生不像你朋友、孩子和宠物那么犀利，但是很明显他也昏昏欲睡；
>
> ※ 你无数次试图美化过去，每次结果看起来都一样。

当人们感觉某个未解决的问题必须要有答案时，他们一般都会希望：

◈ 弄明白是什么让自己对生活失去了控制；

◈ 弄明白为什么自己曾经驾轻就熟的事现在做起来却力不从心；

◈ 弄明白为什么自己忍不住开始做傻事。

下面是三个问诊例子：

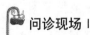 **问诊现场 I**

我不明白为什么戒酒 10 年后我又开始酗酒了。我其实不想喝，去酒吧我不会感觉不安，在家里或者跟酒友们一起喝点也无大碍。突然有一天，工作中遇

到一个让我很紧张的难题。我想"这么多年来我都能够控制自己，所以来一杯压压惊应该没问题"，然后我就喝了一杯。感觉挺好，我只喝了一杯，随后一周我保持每天一杯的量。然而，三个月过后的今天，我已经无法控制自己的酒量了，我又开始酗酒。我想弄明白到底发生了什么。

问诊现场 Ⅱ

我不明白自己为什么在工作中总是逃避某些任务。如果只是跟人谈谈话，我很快就能搞定，哪怕加班也要完成。但如果要处理大量的表格而又没人监督的话，我就会一直拖到没办法逃避的时候。我总是这样，办公桌上堆得像座小山，连我自己都不敢看。我不知道这是因为我害怕成功，还是因为害怕自己像父亲预言的那样永远混不好。我的生活快要崩溃了。我的目标是弄明白我是不是太懒，或者是不是患上了会阻止我成功的精神病。

问诊现场 III

多年来，我的感情经历总是很坎坷。每段恋情几乎都是以我被甩为结尾，有时还会伴随恶语相向甚至拳脚相加。一位心理医生告诉我，我有恋父情结，所以选择的男朋友都很像我的父亲。父亲魅力超凡，擅长甜言蜜语，但在母亲刚怀上我的时候就狠心抛弃了我们。我认同这个说法，也决心找个好归宿，但不管我怎么努力，每次找到的还是渣男。我想明白为什么我总是遇上花花公子，怎样才能找到好男人。

无论什么时候，也不管是大人还是孩子，被解释不通的问题困惑时，质问"这到底是为什么"在大家看来好像都有好处。如果你不明白自己为什么在戒酒10年后又重新开始酗酒，或者不能完成以前可以搞定的工作，抑或是尽管了解自己的毛病却还是找不到更好的男朋友，你当然有权质问这是为什么。但是，多次质问以后，这种行为就变成了习惯性举动。这可能有助于你宣泄挫败感，却对克服困难毫无助益。

神经生物学的研究表明：我们采取的每个行动都取决于

我们多种子能力的结合运用，而当某项子能力被削弱或折损时，我们的行动力便会大打折扣。

如果你重新开始酗酒，并非因为你是弱者，而是因为喝酒拨动了你脑子里"我要喝更多"的那根弦；如果文案整理工作让你头大，可能是因为你的大脑不擅长转化或使用书面符号（数字、地图、英语等）；如果你无法控制自己对某类异性的喜爱，可能是受大脑某个特殊部位的操纵。这种偏好可能与生俱来，也可能是后天生成的，但已无法改变。

因此，如果有一天你站在造物主面前，问他"到底是为什么"时，他的回答可能跟你母亲一样："因为这是我说的，快去干点正事吧。"事实上你的母亲其实也不知道原因，她只是不想跟你浪费时间而已。

当然，了解到无法或者难以直击问题的根源，并不意味着你就不需要处理问题了，你只是无须对问题根源了如指掌。根据你对浮士德式知识需求的痴迷程度，或者对琐碎而繁重任务的抗拒程度，你可能会，也可能不会放弃追根溯源，并接受因不了解问题根源而带来的不确定性。但无论如何你都要竭尽全力处理问题。

放弃幻想吧，深入了解问题并不能帮你解决问题，你要做的是审视改变自己和生活的动机，从中获得动力。如果你只是为了取悦某人或让自己变得更漂亮而改变，那这种动力注定不会持久。相反，你要亲自判断是否需要做出改变，以成为自己想要成为的那类人。然后，如果你从自身价值观出发找到了深层次的好理由，那就要经常提醒自己，这样你就可以在加强自我管理时忽视改变所带来的痛苦、沮丧和屈辱。

不要试图追溯问题根源，而应尽你所能解决问题，不论是进行一个康复项目，找一个组织教练，还是找闺蜜聊聊对傻逼的看法。放弃刨根问底，不要问为什么，真正重要的是找到你的动力，然后采取行动。

 快速诊断

以下愿望是无法实现的：

◈ 完全弄明白到底哪里出了问题；

◈ 完全掌控自己的问题；

◈ 知道了问题根源，想要用更简单的方法处理它；

◈ 找到一套通行的处理和预防问题的可靠方法，一劳永逸。

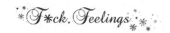

以下是切实可行的目标：

◈ 了解他人对于这个问题的看法，但是也要明白：

你不可能比别人了解得更多；

◈ 如果不得不处理无法追溯到根源的问题，你要坦

然接受由此带来的痛苦和困惑；

◈ 找到深层动力，不要让问题改变你的做事优先级

或价值观；

◈ 不要让困惑或屈辱动摇自己解决问题的决心。

以下是可以采取的方法：

◈ 如果你上网搜索又咨询了多位专家之后，还是找

不到答案，那就别找了；

◈ 不要再次努力找答案，除非今日头条明确宣布你

在意的问题有了最新进展；

◈ 不问为什么，问怎么办；

◈ 根据你所掌握的信息拟定行动计划。

你的脚本

当你完全无法理解问题根源时，你会对朋友或家人说……

亲爱的：

我知道你肯定难以理解为什么像我这么优秀的人居然还有拖延的问题，但这确实是我，而且在接受了三个心理分析师的治疗后，并没有得到有用的答案。有时求而不得也挺好，但从现在开始我要尽力提升自我管理能力，以便有朝一日能成为我想成为的人。因此我会在任何场合对自己的问题开诚布公，也欢迎大家不计回报地监督我的行为，实时关注我的进展。我不会放弃的！

要正能量爆棚，也要负能量掺和

负面情绪（特别是愤怒、焦虑和沮丧）应该被控制。因为释放这些情绪不仅会让你感觉很痛苦，还会让你变得性情古怪，成为大家的拖累。

因此当提到"多点正能量，少点负能量"时，许多人都能清除自己的负能量，抗拒做一个混球，借此缓解长年地自我监督和自我约束带来的压力。不幸的是，许多能帮你释放负能量的事物都对你没有好处，即便它们让你感觉更好，但它并不会让你变得更好。你完全可以骂别人甚至揍别人一顿，但从长远来看，这种满足感只会让你感觉更糟糕，而且会让你与想要避开的人更加纠缠不清。

　　你当然可以选择远离一切的消极事物来让自己感觉好点，但如果你选择谄媚、逃避责任、抛弃爱人或者做有损人格的事情时，这似乎并不是一条妙计，因为这违背了你的行为准则。因此，你的首要目标不是摆脱负面情绪让自己感觉更良好，而是防止被负面情绪控制，你要继续做一个行为得体的人。

　　不要指责负面情绪，即便是和平主义者、瑜伽信徒和基督教徒在恶劣的环境下（比如说波士顿市中心）也会出现路怒症。有些人脾气不好或者天生郁郁寡欢，有些人陷于泥沼无法自拔，而当时的情境可能刚好击中了他的要害，这简直让人抓狂。不论哪种情况，如果你仅仅因为自己偶尔会抑制不住地伤悲就自责不已，那么通常你只会变得更加消极。这不仅折磨自己，还折磨别人。

或许正因为你拥有阴暗面，创造力才会源源不断地涌现，而且这会让你变得幽默风趣且精力充沛。尽管阴暗面可能并不容易控制，你还是可以尽力将其变废为宝。正能量爆棚并不是让你变成圣母，而是允许阴暗面存在的同时保证行为得体，或者要足够得体，至少不能让所有的朋友都骂你。

以下迹象表明你的阴暗面要占据主导地位：

> ✳ 开车时，你无法忍受哪怕一秒钟的堵车，否则就狂摁喇叭；
>
> ✳ 半杯水不存在半空半满的说法，用这个例子谈悲观者与乐观者就是扯淡；
>
> ✳ 觉得"坚守信念"简直就是为自己量身定制；
>
> ✳ 你的口头禅是"说句实话"，却经常说一些欠揍的话。

当人们想通过减少负面情绪来提升自我时，他们经常会许以下愿望：

❧ 不要憎恨某人（配偶或者孩子），他们都不是自己的仇人；

◈ 少生气，再宽容一点；

◈ 不要对失去的事物念念不忘，洒脱地忘掉它；

◈ 不要被恐惧控制。

下面是三个问诊例子：

📮 问诊现场 I

　　我的岳父并不是这世上最大的恶人，但我就是讨厌跟他共处一室，可又不得不跟他同住，因为我们买不起好房子。这种生活简直就是噩梦，他每晚只知道坐在客厅看电视，不断地使唤我的岳母，说起话来满嘴跑火车，而且逮住机会就要羞辱我，我恨不得杀了他。我跟老婆抱怨也无济于事，这只会让她感觉更无助，而且一般情况下她还会偏袒自己的老爸，这让我感觉更糟。我希望他早点进棺材，我想在找不到杀手干掉他的情况下让我不要那么讨厌他。

📮 问诊现场 II

　　我离婚两年了，但仍旧无法释怀。我的前夫是个混蛋，他狠心地背叛了我。我明白离开他我能过得更好，但不知为何我还是痛苦不堪。曾经我们那么相爱，我忘不掉那段美好的记忆，每当想起他时我就忍不住泪流满面。孩子们都已长大，他们比我看得开，经常会问我打算什么时候再找男友。但是，我不知道什么时候才会对其他男人产生兴趣。我想忘掉过去，重新开始。

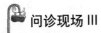 **问诊现场 Ⅲ**

我希望自己不要这么缺乏安全感。从小到大，我一直很腼腆害羞，每次进行社交活动时我都非常紧张。但我的工作又必须与他人社交，这是我最不愿意面对的，不然我还挺喜欢现在的工作。在人群中我会紧张得无法讲话，而我的哥哥从小就自信满满，善于和人打交道。我也不能怪罪父母，因为他们一直都在鼓励我，这是我自己的错。本以为随着年龄的增长，我就不会被这个问题困扰了，但是现在 30 岁的我依然胆小如鼠，特别是升职后，我必须与更多的陌生人打交道，而胆小的问题跟以前相比却有增无减。我想自己

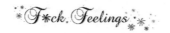

不要那么紧张，不再恐惧社交变得自信起来。

如果人们可以控制自己的情绪，那么负面情绪的存在就会被视为失败的象征以及阻碍自我提升的绊脚石；同理，也就没有人会背叛配偶，没人会喜欢看恐怖片，没人会在寒冬腊月吃胖了。

负面情绪是一个神经学和遗传学的问题，你无法避免它，最重要的是要学会如何应对它。上案例中，他们都比想象中更成功。这里衡量成功的标准并不是他们是否感觉更舒服、更有爱、更少生气等，而是他们尽管有负面情绪却依然能够做到行为得体。

有时候，负面情绪也对你有好处，比如它们能让你意识到危险，让你在歌曲或诗词中深刻地体味悲伤，或者给你归属感。负面情绪不管提供什么好处，它们在丛林中发挥的作用都比都市中更大。不论身处何地，带给你多少痛苦，如果能够帮助人类薪火相传，它的存在就是合理。

假设你的一生都要承受负面情绪，那就干脆不管它，你只需保证自己行为得体。不要强颜欢笑，那只会让你的脸部肌肉僵硬，还会吓到孩子。相反，你应该向信任的人寻求反馈，了解他们对你的评价，这样你才能确保自己的言行没有伤害别人，没有影响你积极的战略目标。最重要的是，这不会让你变成混蛋。

如果你完全否定负面情绪，那么将来你很可能会倾向于跟不喜欢自己的人一起生活，他们跟你一样不喜欢你。然后，这会让你陷入恶性循环中，你越是表现差劲，就越是会惩罚自己。你可能会很沮丧，认为他们不理解甚至没注意到你一直都在自我反省。但从长远来看，这对每个人都更好。

不论你是否要被迫承受厌恶、嫉妒或恐惧，你都应该尊重自己为对抗负面情绪所做的努力。你的总目标应该是避免家庭生活中不必要的冲突、维持生计以及做好朋友的益友。

你越是牢记目标，越是尊重规定，负面情绪就越不能左右你的行为。也许你无力控制负能量，但你可以不让它来控制你。

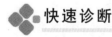 **快速诊断**

无法实现的愿望：

❖ 超凡脱俗，不为厌恶、嫉妒、恐惧等情绪烦扰；

❖ 可以获得一种方法，能预防或消除恋情中的负面情绪；

◈ 一种能让你彻底爱上负面情绪的方法。

切实可行的目标：

◈ 设立一套未被负面情绪改变的标准；

◈ 不论真实感受如何，你都表现得体；

◈ 当你满怀恶意还能表现得体时、当你惊恐万分还
能勇敢面对时、当你疲惫不堪还能坚定不移时，
这种时刻都应该尊重自己，为自己鼓掌；

◈ 承受负面情绪带来的痛苦，而不要因为它的存在
就惩罚自己或者伤害别人。

可以采取的方法：

◈ 试着了解自己内心深处的阴暗，减少它外化的可
能性；

◈ 每当你成功控制负面情绪时，都会有新的经验能
够让你获益匪浅，比如标准要怎样设立，导致你
失控的原因是什么；

◈ 尽己所能避免那些让你失控的导火索，即便这个

过程很漫长；

💠 找一些容易接纳你的朋友和教练。

 你的脚本

当你产生邪恶想法或负面情绪时，你要对别人或自己说……

亲爱的：

不能否认，我对 _____（你、我的孩子、老板）确实有 _____（愤怒、嫉妒）的情绪，但是我也有正面的情绪，而且它并不会使我 _____（失去理智影响工作、纳税、申请上大学、做正确的事情）。我怀疑自己无法通过 _____（瑜伽、心理分析、看《萌宠成长记》）来充满正能量。我也不确定自己到底是否要跟讨厌的 _____（亲戚、名流、墨西哥快餐店的舞女）绝交，或者不要那么欣喜若狂和悲痛欲绝。如果你认为我表现不好，请一定要告诉我。否则我会自认为目前这种是最适合我的情绪管理方法。

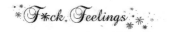

你是否知道，

太想控制负面情绪反而会让你变得更消极？

你越是想要挣脱束缚，负面情绪就越是会纠缠不休，这就像黑手党或领英软件一样。如果你想通过自我惩罚、苦修赎罪或劝众行善的方式来赶走负面情绪，你可能就会认为自己选择了一条救赎之路，因为古语有云"邪不胜正"。

问题是，对于那些坚持要根除负面情绪的人来说，如果有人不愿加入，他们就会勃然大怒。最后，你会跟他们一样满怀愤怒，恨不得用最克制、最激烈的口吻对不愿意加入的人说："我恨不得用酒吧的高脚凳砸烂你的臭脸。"

因此，要警惕道德伪君子，他们从不提高声调，除非对坏人已经忍无可忍。他们夸张的笑容伪装得太过明显，不禁让人毛骨悚然。不论面对大人还是小孩他们总是用同样的、过度兴奋的语调说话。他们唯一愿意谈论的就是乐于助人，时刻准备帮助别人，特别是那些不识抬举、令人厌恶的傻瓜。尽管这些傻瓜从

不感激他们的付出和听取他们的建议，他们却表现得
更加温和亲切。所以下次如果他们再给你提供帮助或
建议，最好用聪明的方式礼貌地予以拒绝，不然你就
等着亡命天涯吧。

不怕做错事，就怕脸皮薄

如果你认为自己对当前的事情毫无头绪，或者无法专心
完成最简单的任务，你可以将其归咎于工作环境太吵或者彩
笔坏了，或者因为不想某剧被剧透而无心做事。这些借口可
以一直用到你开始责备自己为止。

拖延、逃避与杂乱会导致推迟和失败，让你感觉羞
愧，或者会涉及法律问题。如果看《权利的游戏》（*Game of
Thrones*）之前你心平气和地看了这两段内容后大惊失色，那
么请认真读下去。

有上述问题的人可能会假装满不在乎，或者故意定下
自己达不到的目标，然后撒谎说自己不在乎结果。但实际
上他们通常都非常在意，只是他们已经习惯用掩饰、道歉
和自我防卫的方式来伪装自己。他们经常都很讨厌自己，

宣称自己的阴暗面是人生头号大敌，他们内心深处都知道自己有错。

他们越阳光，越有能力，就越认定自己的不良行为等同于错误。然后他们就会越坚信如果动力更大，他们就会做得更好。而他们的父母、老师和监护人却一致认为：想要从失败中恢复过来，第一步就是必须学会承担责任。

然而，不论什么事情第一步就是要大胆地承认自己遇到了问题。即便不是你的问题，你还是会想要解决它，而这需要你克服根深蒂固的坏习惯或偏见。改变本性或许根本就不可能，不分心、不冲动和整合思维也无异于痴人说梦，但你可以尽力做到不拖延、不逃避、不撒谎和不掩饰。

从达尔文"物竞天择,适者生存"的角度来讲,大多数"错漏百出"的大脑布线（比方说很难进行追踪和细分加工任务）也很可能有自己的作用。当然，达尔文所说的情况肯定不包括宅在家中或者写期末论文。如果你动不动就转移注意力或者总是无法专注于正题，那么即便在混乱嘈杂的情况下，你也能很快就发现那个偷偷接近你的人。销售人员就具有这个特点，事实上他们一般都不能集中注意力。当然，如果你是需要紧盯监视器的安检员，或者身处销售、政坛、丛林等以外的圈子，注意力还是无法集中的话那就不太妙了。

　　因此，如果你当了逃兵，不要为自己找借口，也不要假定自己没有责任感而自责。你应该减轻羞愧感，客观地评价自己，学习能够更好的自我管理方法。虽然你无法改变大脑，但略施小计然后持之以恒，那么不论什么情况下你都绝对能够集中精力做完事情。

从下面几点你可以判断自己无需为大脑而自责：

* 你口袋里有好几张"待处理事宜"表，而且这还包含了多张"组织待处理事宜"附录；
* 你总是在说"对不起"；
* 如果弄丢了一份日程安排，那也无关紧要，因为日常安排就是为"待处理事宜"服务；
* 唯一能让你准时出席会议的方法就是告诉你会议提前了一小时，而且你还要戴上眼罩由人牵引着前往会场。

人们想要改善自身问题时，经常会许愿：

◈ 更有责任感；

◈ 不再忘记约会；

◈ 不再回避工作；

◈ 安抚那些想让自己不要回避工作的人；

◈ 想办法处理办公桌上堆积成山的工作，不要等到被
  老板发现并被骂得狗血喷头后再做。

下面是一些问诊例子：

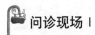 问诊现场 |

　　我不知道为什么自己总能搞砸一切，尽管我在父
亲手下工作，但确切地说他很快就要炒我鱿鱼了。高
中时，虽然老师都会用尽方法鼓励我并帮助我，可我
的成绩还是很差。现在我在父亲的公司上班，我不想
让别人认为我能待在公司完全因为我是老板的儿子。
但他们是对的，因为我从来都不能按时完成任务。我
非常讨厌搞砸工作后再道歉，以至于有时候早上醒来
时我完全不想去上班，而这样又会让情况变得更糟。

我想变得成熟点，然后做出更好的选择。

问诊现场 II

我不愿承认（事实上我也从来没承认过），我就是一个骗子，而且我控制不住想要骗人。小时候，我就爱撒谎自己完成了家庭作业，每次都会被查出来。即便我被父母揍了很多次且被老师当着全班同学的面羞辱，但我依旧如此。上大学时，我经常翘课却告诉父母自己表现很好。如果我早点告诉他们真相，自己主动退学而不是等着被学校开除，就能为他们省下一笔不小的学费。现在我在家啃老，偶尔也会找找工作，但我对未来不抱希望。我想做一个不被鄙视的实诚人。

问诊现场 III

我的生活走到今天这步完全是自找的。我做事情总是三分钟热度。每当尝试做某一件事时，开头一两年我颇有兴趣，但时间一长就不想做了。然后我就会寻找更新鲜、更闪耀的事情，决定为其奋斗终生。但不出所料，热情持续不了多久，我又会受到新事物的引诱而跳槽。这个怪圈不断地循环往复。我知道自己应该有明确的职业目标，选择了一条道路就坚持到底，因为我需要钱且已青春不再。但是，一旦我的脑子产生了一个念头，就不能容纳其他任何事物了。我想在退休前选定一条职业道路，不论这条道路是什么，都要坚持下去。

比如你有呕吐的毛病（从某种程度上说这也是种不良行为），你肯定无法忍受自己像一个向命运屈服的失败者，因为你一辈子都得寻找超大号的马桶和纸袋来解决问题。你应该会去寻医求药，必要时还要狠心戒掉谷蛋白食物，虽然这样能修炼成一个擅长讲呕吐笑话的段子手。对于自己的不良行为，你的第一要务不是羞愧自责，而是查明究竟自己的不良行为是否和大脑神经布线先天不足有关。大多数人都不想这样做，因为了解内在缺陷很痛苦。但这能够省去很多自责羞愧的时间和精力，还能告诉你应该怎样做。

此外，先天不足的神经布线与不良行为之间的界限通常很模糊，因为先天不足的神经布线确实会导致人们采取错误的行动。其原因有两种：其一，他们无法控制自己不生气、不冲动；其二，他们因为自己无力阻止事情被自己搞砸而生气。因此有些人确实表现很差，但这并不意味着他们的选择更差。这只能说明他们想尽力做到最好，而行动可能更难改变或控制。

如果你可以忍受屈辱和无助，并且承认自己很失败，你就能摆脱很多困扰。你再也不必强求自己达到无法企及的目标，遵守无法兑现的诺言，更不用假装一本正经。当然，考虑到最近你一直很失落，但这并不能成为你自暴自弃的理由，至少要下定决心别再消沉下去了。

你只有接受自我，认真思考自己到底想要成为什么样的人，努力了解自己内心的真正需求，学会如何控制不良行为，你才能利用那些标准管理自己。

为努力工作、可靠、自力更生设立自己的标准，利用天赋和独特方式实现它们。如果你选择的是少有人走的道路，不要因此就批判自己。如果你找到方法能够达到标准，即使前人用过，你也应该尊重自己。

记住，搞砸事情并不一定有坏结果，这只能说明你没有竭尽所能。即便发现自己头脑古怪令人难以接受，只要你坚信自己的价值观，并且竭尽所能践行它们，你就成功了。

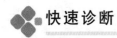

◆ 快速诊断

无法实现的愿望：

❧ 一旦有需要就能集中注意力；

❧ 不做傻事；

❧ 努力付出就有回报；

❧ 刚开始工作时不会感到极度害怕。

切实可行的目标：

❧ 决定什么事情必须做；

❧ 自己处理或者请人帮忙处理必须要做的事情；

❧ 确定自己已经尽力而为，不问结果；

❧ 为自己物尽其用的能力而骄傲。

可以采取的方法：

❧ 进行一次信息处理问题的测试，可以自己做，也可请神经心理学家帮忙做，然后做一次性格测试，了解自己的性格特征及其优缺点；

❧ 向那些对你评价最为正面且帮你表现更好的老师

或教练寻求帮助；

◈ 远离那些了解你却对你搞砸某件事就大惊小怪的朋友，亲近那些虽然不理解你却不会因为你搞砸事情而受影响的朋友；

◈ 如果医学疗法无效，试试药物治疗；

◈ 找一个擅长帮你计算花销的配偶。

 ## 你的脚本

亲爱的：

我知道你肯定觉得我又 _____（搞砸了、掉链子了、食言了、应该被审判甚至投入大牢了），但我可以负责任地告诉你，我现在最重要的事情就是 _____（好好工作、遵守诺言、不让你失望），而且我正在努力查明原因。其中一个重要原因是我没有基本生活技能，比如说识别时间或分辨方向。我知道自己的缺点，而且已经建立了一套防止它影响我工作的标准。我会从中吸取教训，继续努力兑现承诺。

戒瘾很痛苦？享受吧！

即便有很多证据可以证明人们对各种事物上瘾（比如毒品、性、甜食）可能是由我们无法控制的因素（比如基因）造成，而非那些可控因素导致的结果，我们还是会认为上瘾是道德败坏的表现，并且会想方设法地找到解药。然而，大家通常采取的方法就是隐藏自己的上瘾症，然后谴责别人的上瘾症，至少政坛经常发生这种事情。

有些遗传基因会让某些人更容易对某些物质产生依赖，让人更加冲动，注意力不集中，产生多动症，或者因童年经历而渴望虐恋。我们不会想要控制基因，指责别人这仅是为了避繁就简。因为有人可以供大家指责，那么我们就不用承认自己的无助。

人生本就要承受大量的无妄之灾，而且这些灾祸毫无公平可言，它会无预兆地发生在每一个人身上。一旦你知道了这些真相，那么治好上瘾也不是毫无希望。换言之，想要彻底戒瘾，或者只是控制上瘾的程度，并非用自我批评、惩罚或遏制冲动的方法就能达到。你要接受上瘾这个既定事实，然后全力以赴地与它抗争，而不要再自责、绝望和自怨自艾了。

　　有些人坚信，上瘾让你失去所有的时候，就是你脱胎换骨之日，这是千载难逢的机会。但上瘾是一个恶性循环，它会让你强烈地依赖恶习并丧失信仰。你越是对生活和自己心灰意冷，就越是会追求即刻的解脱和短暂的感官之乐。上瘾就像一个让你越陷越深的泥潭，吞噬着你的一切。

　　有些人认为要想戒瘾，首先要意识到上瘾会给你的爱人带来哪些伤害。但是，那些劝诫都是老生常谈，并不会让我们醍醐灌顶。如果你想摆脱上瘾带来的罪恶感，最好的方法就是破罐子破摔。这时，你会发现自己是为了别人而戒瘾，这样你就可以把戒瘾的责任全都抛给对方。一旦他们让你不悦，你就可以名正言顺地犯瘾了。

　　如果你企图遏制做坏事的冲动，或者通过恐吓、撒泼、等方式让它们自行离开，一般都会失败。实际上还可能会让你更加穷困潦倒，然后深陷上瘾的泥潭。相反，改变要从自我接受开始，接受错误会永远存在。但你必须认识到：即便它们会成为一辈子的负担，你也必须强迫自己管理缺陷。

　　每一个改过自新的人都知道，世上没有绝对的胜利，也没有永恒的节制。不管在人生的哪个阶段面对何种的艰难险阻，你都要知道——认清自己的目标和坚持不懈地行动才能

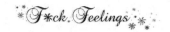

战胜自己的瘾症。

这些迹象表明你已上瘾且无法自拔：

* 想了解自己上瘾的根源；

* 总是让别人失望，感觉很羞愧；

* 拒绝严肃看待上瘾问题，即便因此丢了工作、没了
  女友、进了监狱等。

当人们需要停止上瘾行为时，他们经常期望如下几项：

* 不再嗑药、手淫或者吃甜食；

* 让别人相信不是自己酗酒有问题，而是其他人脑子
  有问题；

* 认清自己是一个瘾君子还是一个铁杆粉丝；

* 时而禁欲，时而上瘾。

下面是三个问诊例子：

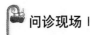 问诊现场 I

　　我已经走进戒酒所三次了，但还是戒不掉酒瘾。每次接受治疗后，我唯一能回去的地方就是家。婚姻生活让我痛不欲生，但我不能离婚，孩子们不能没有我。每次去戒酒所前，我都会踌躇满志地计划参加几个互助会。可每次只要跟老婆吵完架，想到我的孩子，我就会为了排解压力去偷偷喝酒。我没有时间参加互助会，而且我家附近也没有这种戒酒所。我想重拾自己丢失已久的力量。

 问诊现场 II

　　老公告诉我他没有酒瘾，因为他从来没有醉过，也从来没有因为宿醉而耽误工作。但每次晚饭他喝酒后就会倒头大睡，可是这个时候孩子们真的很需要他的陪伴。他确实不发酒疯，三杯酒后就不省人事了。他还狡辩说自己比他父亲强，还说自己是家里的顶梁柱，白天工作很辛苦，晚上有权利喝酒放松一下，如

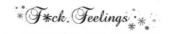

果我不让他喝酒那就是找他麻烦。我想弄明白他的行
为是否算酒瘾以及如何才能帮他戒酒。

📜 问诊现场 III

　　老婆发现我每天晚上都在看黄色视频或者打电子
游戏时，她都快要气疯了。但我认为这只是一种消遣。
我没有出轨，而且我们的性生活非常和谐，看成人视
频也不会影响我们的关系。她却认为我完全没有意识
到自己上网浪费了很多时间且丧失了其他的生活乐
趣，还说我需要帮助。我觉得唯一的问题就是她对我
在网上看片的事情反应过度。我想让她明白其实这没
什么错。

　　判断你是否对某种有害物质或有害行为上瘾前，你首先
要明确它们意味着什么。你要知道家人会说什么，瘾君子互
诫协会的宣传手册会说什么。除非你亲自确定自己已经上瘾，
否则其他人的发言都无效（特别是卖家）。
　　实际上大多数参加戒瘾的患者都不一定要进监狱或接受
劝诫。因此除了鉴别上瘾的主要特征，还应该看看这种行为

或物质是否影响了你的工作、家人、个人健康，是否让你面临不必要的风险，最重要的是否妨碍到你做一个正派体面的人（此处"正派体面"是指有正当工作，不酒驾且不做蠢事等等）。

你可以慎重考虑别人的观点，但没必要照顾他们的情绪。因为这不是改变他们想法，与他们争辩或者取悦他们的问题，而是你的行为是否损害了自己践行价值标准能力的问题。如果你喝醉后就会失忆或者怀疑别人的反馈，你甚至可以请求别人拍一段喝醉酒后的视频，记录一下自己的酒态。

如果你还是心存顾虑，那就尽量戒掉一切让你可能会上瘾的物质或行为。在戒瘾的这一个月，认真审视自己，看看自己是否发生了变化，这样你就可以搜集到更多的信息。不要只参照自己或其他任何人的看法而尝试承认自己上瘾了，或者否认这一切，你只需要搜集事实，用自己的价值观去衡量这些行为。

如果你确定要戒掉某种上瘾行为，但又觉得自己仅凭意志力无法戒掉，那么你可以参加一些瘾君子互诫协会，那里会给你提供很多资源和帮助。瘾君子互诫协会会让你明白只要你承认自己的弱小，就有机会变得更强大（这是"上瘾症"

十二步骤康复计划的第一步）。他们还会鼓励你大胆抛开自己无力掌控的事物，因此你就不会被过度地束缚了，反而会加强对可实现事情的掌控。请注意，瘾君子互诚协会并非对所有人都适用，有些人觉得它很刻板甚至像邪教。不过协会都是免费对外开放，人们很容易加入进去且很务实，因此大多数时候它是人们的首选。如果仅依靠互助会无法戒掉上瘾的话，那就去寻找更加费时费力的治疗方法，比如说每天接受 4 小时的专家治疗（又称轰炸式门诊项目）或者进行全天候医院治疗，或者到某个医疗机构进行住院治疗。

如果你觉得戒瘾行为会妨碍自己照顾别人的话，你需要认真思考这件事（照顾别人）。有些人确实责任重大，但他们太喜欢帮助别人了以至于拖了自己的后腿。或者说他们无法分清责任的边界，因而不能兼顾无私助人和为己谋利的双重责任。即他们付出太多，最后却徒劳无益，进而失控。但当他们能够管理好自己的上瘾行为时，他们也能够管理包括付出在内的其他需求。因此，对于无法停止付出的人来说，戒瘾会让他们有意外收获。

如果你想帮助那些其实不需要你伸出援手的人，请记住，这样的帮助很难有好的结果。因为如果他们是为了你而不是为了自己去接受治疗，那就是白忙活。不要替别人担负戒瘾的责任，授人以鱼不如授人以渔，你要让他们学会审视自我，判断自己是否需要戒瘾和帮助。

不要自以为是地考虑他们是否感觉幸福，询问他们是否有比幸福感更重要的需求，比如安全感、身心健康和优质感情。如果有上述需求，那么他们就必须先满足幸福感以外的需求，不要做伤害他们的事情。

人们能够互相帮助彼此克服上瘾的精神并不一定来自对上帝的信仰，行善积德、做一个值得尊敬的人同样具有信仰价值。

上瘾会让你很难自控，让你寻求即刻摆脱痛苦以及阻止你变得强大。而有效地控制上瘾能帮你树立价值观，给你力量享受痛苦，坚持做自己认为正确的事情。

 快速诊断

无法实现的愿望：

❖ 获得自己应得的幸福或实现解脱；

❖ 不怕失去自由，无需担忧生命安全；

❖ 有能力帮别人戒瘾；

◈ 用轻松的方式为自己戒瘾。

切实可行的目标：

◈ 客观公正地判断自己的戒瘾成效和自制力；

◈ 改变自己，不要再自责；

◈ 不要妄自菲薄，为自己的鸿鹄之志而骄傲；

◈ 尽人事听天命，莫问结果。

可以采取的方法：

◈ 设立标准，明确界定不上瘾的行为；

◈ 决定出为了改变自我能够付出的努力和可承受的
耻辱和沮丧；

◈ 不要为上瘾而自责，将更多的精力放到戒瘾上；

◈ 向瘾君子互诚协会的伙伴虚心请教戒瘾经验。

 你的脚本

亲爱的（自己、家人、我挚爱的酒吧女、任何因我上
瘾而困扰的人）：

我知道你们都想让我 _____（寻找帮助、半路失踪、离家出走），因为我 _____（酗酒、沉迷网络游戏、嗑药）损害了你们的名声。我为此感到后悔，同时也对欺诈等恶劣行为深感抱歉。这些行为耗尽了你们对我的信任。我不能保证永不再犯这种错误，但我会尽力而为。当你觉得我 _____（鬼鬼祟祟、说话粗俗不堪、变得自私自利），请及时告诉我，通过你们的反馈，我会改变自己，每天进步一点，直至变得更强大。

你是否知道为你治疗的精神病专家
在背后谈论你？——莎拉

我的父母跟许多生活在麻省布鲁克林的人一样都是精神病专家。母亲说这里聚集了全球 2% 的精神病学家。她很认真地说着这件事，我差点就信以为真了。我发现很多人都喜欢问一些让我无语的问题，比如说"你的童年是不是很怪异？"这叫我怎么回答？我又没有跟别的父母生活过，这叫人如何比较。我也不会告诉你，是不是因为父母都是精神病专家就意味着我是个疯子，就像我不会问你父母都是律师的孩子是不是一定是个能言善辩人的一样。

但是，似乎没人问我这个问题：精神病专家会在背后谈论病人吗？如果有人问，我可以毫不犹豫地回答：一定会，他们会跟自己的同事谈论你（假如你是他的病人）。如果精神病专家跟别人讨论你的事情让你觉得被冒犯了，那么我可以明确告诉你，不管从字面上理解还是从技术层面解释，这都不是冒犯。任何医学专家都可以光明正大地谈论他们的病人，只要不泄露病人的具体细节信息（比如姓名和住址等）。精神病专家可能不会对你的病情守口如瓶，但绝对不会泄露你的身份。

这听起来似乎是自相矛盾。但是，我父母在品尝Luna咖啡店食物时所谈论的人只是作为抽象的剪影出现，这些人可能是他们上班时诊断的重度精神病患者，也可能是父亲开家庭诊所时悄悄走进来看病的无名氏。他们的私人信息从来都不会被提及，父母只会谈论他们病情，不会探讨他们的生活。诊断病情与饭后八卦有着天壤之别。普通人更喜欢后者，而对前者感觉索然无味，即便小孩也会更喜欢听八卦。

精神病不像糖尿病或癌症那样真实可感，它更虚无缥缈。因此人们就更容易忽略精神病专家的医生属性。精神病专家只是用最理性、最高效的方法处理你的精神问题，同时还会热切询问同事的看法，哪怕这位同事同时也是配偶。人们也没有意识到那些病人的问题就像雪花，不是因为他们的问题史上罕见，而是除了微乎其微的细节差异，他们的问题跟其他病人都几乎没有什么差别。就像英格兰阴冷的二月天里漫天飞舞的雪花。

幸运的话，即便你的医生没有在第一次会诊时就把你的病情当作奇闻趣事来讲，也很难保证她不会跟配偶讨论哪种治疗方法最适合你，而且通常周围都有一群对此毫无兴趣的孩子。

人们都想实现自我提升，如果我们不考虑自己本性是否坚定，不假思索地承诺改变自我的话，那么一般都会伴随着自寻死路的风险。不论我们的愿望是多么虔诚，也不论出于好意的朋友们说了什么，个人管理的书上写了什么，马克杯上印了什么，你都无法忽视"江山易改，本性难移"这一事实。如果我们能学会根据自己的实际情况来界定责任和期望，那么你总会取得成功。

利用经验和常识判断什么是你可以改变的事情，不管多少辛酸痛苦。然后，确立切实可行的目标，让你的努力富有意义。以积德行善为准则，不要那么重视自我感觉，好运自然来。

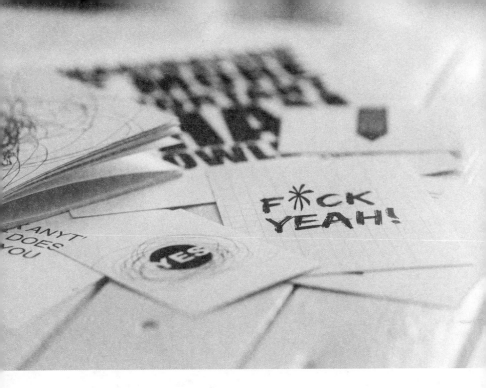

02

自尊心是暂时没被识破的玻璃心

你在什么时候觉得自尊心受到了伤害？失恋、受人指摘、自己的缺陷被公之于众……是的，每一次负面事件的发生都让你觉得自己的自尊心被践踏了。于是，你伤心、自责、试图再次找回自己的自尊心。可你是否想过，有时你的自尊心只是披了一层外衣的玻璃心？

F*ck Feelings

过分重视自尊心有很多风险，
唯我独尊的人就提供了很好
的证明。

　　人们都认为拥有自尊心是心理健康的标志。可很多人都把自尊心建立在颜值、三观、财富或者运气之上。若按照这种标准，新任美国总统唐纳德·特朗普（Donald Trump）的自尊心简直爆棚了，但他的秃头似乎又说明了些问题——他的精神健康肯定有问题。

　　确实，一个人会因为本不属于自己的事物而自我感觉良好。比如虚伪的广告商给人创造的幻觉——以为只要使用那些产品就能变身为性感、漂亮、时尚的成功人士。

　　当那种感觉消失时，人们就很容易产生挫败感。那么你就有理由将自尊心看作危险至极的毒药，且应贴上危险标志。

过分重视自尊心有很多风险，唯我独尊的人就提供了很好的证明。他们是很少意识到自己像个傻瓜，也不知道自己给他人造成了不必要的伤害；他们为耿直而自鸣得意，当别人闭口不言时他们敢于直言；他们非常自负，最重要的是他们通常都是一个混蛋（参考第 9 章）。

关于自尊心，存在这样一条信条——除非你足够爱自己，不然无法为自己挺身而出。这个信条随处可见，各路名人包括奥普拉、托尼 · 罗宾斯（Tony Robbins）甚至最神圣的鲁保罗（RuPaul）的演讲中都有提及。只有自尊自爱，才能让你掌控生活，才能无视其他做自己认为对的事情。但是，若这条信条是对的，那么很多害羞或经常自我怀疑的人就注定一生穷困潦倒了，可他们并没有。那些做坏事的人都会止步不前，直到他们找到救赎之路？只要你看过 MSNBC 电视台周末播出的《破茧威龙》（Lock up），你就会知道事实并非如此。很多人都陷入到了自尊心迷失的困境，他们自己都不喜欢正在做的事情，更谈不上自尊了。

幸运的是，你其实不需要用自尊心来衡量生命中除了财富、好运和积极情绪以外的事物。当害羞的人迫于生计鼓起勇气跟陌生人打交道，或者邪恶之人因为想要融入别人而开始社交活动，或者是醉鬼开始试图戒酒保持清醒时，他们都只是遵从内心的想法去做正确的事情而已。他们的行为本身就能建立自尊心，不管他们的自我感觉有多糟糕，也不管他们能否成功。

做自己认为值得做的事情，这才是自尊的真正来源，即便从短期来看这样会让你感觉非常不好。这就是为什么极端不幸的人其实完全没必要因为自己自尊心不强而感觉格格不入。自尊心越强就越健康，这不过是人们的假想。比如说那些被我治疗过的重度精神病患者，他们可能存在长期缺陷，满脑子幻听，不在乎自己的颜值，无法工作。但当他们找到互相帮助的方法，或者尽力做些有用之事，他们就能比正常人获得更多的自信心。他们也确实应该为此获得更多的自信，因为他们面临的挑战更大，成就自然就更加不同凡响。

别太把自我感觉当回事儿

有趣的是，良好的自我感觉通常都始于和比你更惨的人的比较。你可以回顾自己的成就，然后感觉自己走上了人生高峰。但只要找到比你更有成就的人，就能让你认清现实。

就像其他群居哺乳动物一样，我们以外表、幸福、智商和力量等我们无法控制的属性价值为标准，来衡量自己的状态是否和跟竞争对手一样。我们都执着地想要通过比较给自己定位，但其实某些品质我们根本就没有。

与此同时，你也可以拥有其他优秀品质——细心、忠心、耐心等等。它们比性格等其他衡量标准更加有内涵。不幸的是，许多人即便看到自己具备这些品质也不会感到自豪。因为他们的标准太高，这些品质在其心中一文不值。

有人可能告诉你要无条件地爱自己，不管是自己的爱还是想象别人的爱。这种方法可能让你感觉良好，也可能让你更加自信，但却无法保证你不会表现得像个混蛋，而且还可能让你过度依赖外部支持。因而这种方法可能会引发宗教冲突、种族歧视等。如此任性地追求瞬间快感，是因为你的价值观已经与普世善恶美丑观和常识脱节了。

可能还有人会争辩说，去做自己喜欢并擅长的事情，全身心地投入进去，自我感觉就会更好。可现实很残酷，有些人根本就没有任何天赋或兴趣爱好，而且他们疲于为生活奔波，压根就不可能发掘自我。挖掘天赋和寻找成就感都值得一试，但如果就此断言你一定会获得成功，并且拍着胸脯说要找出一个你不能掌控的解决方案，那就不妙了。

你应该接受这样一个事实：有时候自我感觉会骗你。即便如此，这也不能成为你不再积德行善的借口，你也无法祛除自卑，将它们当作生活不易、完美主义或资质平庸的副产品。

只有尽力做到自力更生和体面正派，坚定不移地践行自己的价值观，你才会真正地感觉良好。哪怕你聪明绝顶、富可敌国，由此而带来的自尊感也不及前者的万分之一。

以下迹象表明你无法自我感觉良好：

※ 你每天都在找工作，但一个面试电话都没有接到；

※ 整容费用超出预算，更悲催的是，医生说你的鼻子太大根本就不能整容；

※ 医生跟你大谈纤维肌痛综合征，并给你推荐了一位主治专家；

※ 鲁保罗说爱别人之前要先学会爱自己，可你已经放弃爱人。

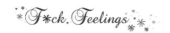

当人们无法自尊自爱时，他们有如下期望：

◈ 改变自己不喜欢的地方；

◈ 接受治疗，爱上自己；

◈ 弄懂怎样才能重拾自信；

◈ 摆脱自我厌恶。

下面是三个问诊例子：

问诊现场 I

我一直都不喜欢自己，而且也没人喜欢我。这听起来似乎有点妄自菲薄。可我真的其貌不扬，上学时成绩平平，而且笨手笨脚，讨厌运动，运动课上每个组长都不愿意选我。现在我有一份无聊的工作，与人合租，因为付不起房租，偶尔也会跟女人约会。原本我以为自己会渐渐习惯这种生活状态，但我开始变得焦躁不安。我想知道在内外条件都不吸引人的情况下，我怎样才能成功。

问诊现场 II

虽然离婚后我很高兴，但似乎还是无法走出阴影。我怀念过去丈夫给我的经济保障和支持。孩子们都很乖，但我仍旧无法恢复自信。我跟丈夫的缘分走到尽头了，可我感觉自己无法继续前行，除非我再遇到合适的男人。这并不容易，因为我已青春不再，跟我同岁的男人也都已经成家立业。唯一愿意跟我交往的男人似乎都是那些想要出轨的伪君子，或者只是想要尝试姐弟恋的浪子。我想要找回自信，不理渣男，平平淡淡地生活。

问诊现场 III

二十多岁时，我充满自信、魅力非凡，迷倒了万千女性。生活过得顺风顺水，大家都认为我炙手可热，成功指日可待。但是，几年前一位很讨厌我的老板空降而来，我的事业开始止步不前。我做着没有出路的工作，偿还各种账单。我当然知道如果自己真的出类拔萃，很快就能找到快车道，让事业重新起飞。

但是，经济低迷时我实在是无法施展抱负。两年时间，我从新起之秀变成了一个朝不保夕的苦力，这让我心灰意冷。我想要东山再起。

作为社会中的一员，我们总是在潜意识里喜欢将自己与别人做比较。如果跟朋友相比，你看起来运气不佳（尽管说来就来的孤独贫困并不代表运气不佳），且近期内也不会飞黄腾达，那么你很难感觉到自己很成功。别人的成功会反衬你的失败。如果我们因为坏运气而感觉自己像个失败者，那么这种感觉又会引发新的坏运气。因此无论你是否对坏运气带有个人感情色彩，最终都会让你更加挫败。这样一个让人深恶痛绝的恶性循环对所有人都是威胁。

实际上，许多人都感觉自己的生活正在走下坡路，但他们都尽力做到了沉着应对，一如往常的勤勤恳恳地工作，对家人关爱有加、对朋友肝胆相照，并没有把自己逼上绝境。当你感觉脆弱孤独，极大的勇气与魄力让你能保持继续奋斗。这是你生命中最伟大的成就之一。

认为自己没希望找到对象也是人们深感失败的主要原因。这种情况通常发生在没有任何社交错误的人身上，他们很清楚自己的秉性。除了缺乏自信，不能体面地精挑细选，他们还有其他的痛苦。如果能够乱点鸳鸯谱，事情就简单了，但不能这样做。因为对于那些因外表、年龄、技能或其他负担而与世隔绝的人来说，他们和社会之间有一道不可逾越的鸿沟，如果他们还在为此自责，默默忍受失败的恋情和不走心的朋友，结局可能会更悲惨。

另外，如果他们对自己的交际能力非常自信，且不论被孤立多久，都忠于自己内心的标准，那么他们有可能跨越鸿沟，最终找到自己的一席天地。

因此，有条件就尽情享受自信心的爆棚吧，为辛勤工作而骄。但不要将拥有自信当作目标，因为这个目标无法实现时就意味着你会自责。当你运气不佳时，停止自责吧。你要接受命运的流转，并问问自己一个好人在这种情况下会怎么做。一个好人并不强求让自己永远快乐，因为这是不可能实现的。好人会努力做正确的事。

你要制定一个具体、实际、严谨的计划，然后掌控进程，根据实际成绩而不是自己的感觉来给自己打分。第一个月中除了完成工作任务，给孩子喂饭，打几个电话，你能做的可能少之又少。但是不论心灵深处你感觉多么无助，如果你都能完成计划事项，这就说明你正在走向成功。

如果动辄就与别人比较，这是一件很痛苦的事情。何不反其道而行之，试着设立自己的标准，并经常考察自己的能力。你可能不会一直感觉自己是个胜者，但这样做至少能保证你可以立于不败之地。

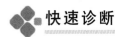 **快速诊断**

无法实现的愿望：

❀ 拥有超能力；

❀ 此生有一位挚友或爱人；

❀ 自信乐观；

❀ 美梦成真；

❀ 能够无所畏惧地回忆往昔。

切实可行的目标：

❀ 尽力活下去；

❀ 学着欣赏自己；

❀ 忙碌起来，不要心不在焉；

❀ 避免自找麻烦；

◈ 穿戴能够为自己带来好运的饰品。

可以采取的方法：

◈ 忘掉"本应该"和"本可以"，改为"根本不可能""只能这样"；

◈ 列清单，上面包含对工作、健康、生存必要的日常活动；

◈ 反省，就像评估朋友那样给自己打分；

◈ 当你感觉自己很失败却能善待自己或者做些正能量的事情，都要奖励自己；

◈ 养条狗。

 ## 你的脚本

当你感觉陷入困境时，你可能会对自己或别人说……

亲爱的：

我知道自己不自信，究其原因，是我没有 _____（技能、存款、学历、颜值），即使 _____（看了心理医生、吃抗抑郁药、读了心灵读物）也不能让我感觉

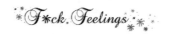

更好，但我并没有因此走上违法的道路，至少现在还没有，因为我还在打理生意。在时来运转那天到来前，我相信自己仍能坚持住。

你知道自负的坏处吗？

肯定很多人还没有感受过自负。这种具有毁灭性且截至目前还没有被学界承认的心理状态折磨着很多人，这些人面临的问题直到现在都被认为是一些鸡毛蒜皮的小事，比如发质不好，没有幽默感等。

此前，学界认为自卑是一种更危险的心理状态，因为它让人们没有自信结交朋友。这让我很纳闷，即便自卑让人不能走上人生巅峰，至少也要能交个女朋友吧？

问题是大多数的自卑者不论怎样自我批评，也丝毫不影响他们可以过得很好，而自负者却压根就意识不到自己的面目可憎（会导致感情破裂），他们基本从不寻求帮助。他们都狂妄自大，经常意气用事，穿衣品味更是让人无语。可悲的是，这种自负只会给身边的人带来困扰。即便养不起自己的孩子（多数是私生子），他们依然我行我素，认为自己是上帝的宠儿。

　　与此同时，医疗专家就算遇到再多的病人，且每个病人都在与自负者的感情经历中受过伤害，他们也会误认为问题发生在自卑者身上。从治疗角度讲，自我感觉良好可能会稍有助益，但是如果自负者能降低一下自我崇拜，那么对于性格将大有裨益。除非自负得到医学界或以奥普拉为核心的名嘴群体的足够重视，否则我们得处处小心这些哗众取宠的"杀手"。

你的说服力不行，不代表你不行

　　在众多你应该提早感知的事物中（比如爱、钦佩、色欲），自信最容易让人误会。很多电影以盖世英雄一呼百应成就伟业结尾，这只是在宣传一个观念：如果相信自己，你就可以让别人服从你。对于《星球大战》（*Star Wars*）里的卢克·天行者（Luke Skywalker）来说这可能会实现，但是凡人做不到。

　　人们经常愿意相信只要足够自信，他们就能拥有惊人的说服力，就能够卖掉货物、拿下客户、赢得选票或者交到女朋友。如果有什么妨碍到这种自信，他们就会想办法弥补，这个过程可能会变成对阴暗面的批判。

实际上，说服力很多时候受到那些你不可控因素的影响，包括焦虑、沮丧及其他负面情绪。这些因素也可能会降低你的说服力。今天你能言善辩并不代表将来同样如此，坚信自己能恢复或保持这种能力只会加重挫败感。

此外，许多人天生笨嘴拙舌，永远也做不到伶牙俐齿。我们喜欢看到害羞、自卑的人逆袭成高谈阔论的表演者或者政府要员，不然《国王的演讲》（*The King's Speech*）怎么会被拍成电影。事实上，我们绝大多数人都是平凡人，这辈子注定要过平凡的生活——进超市采购食品，花钱买电影票，进庙烧香拜佛给香油钱……

尽管如此，你还是应该竭尽所能地树立自信。若做不到这点，也千万不要因为自我怀疑而毁掉前程。在用尽一切方法还是无济于事之后，你要准备好接受自己对此无能为力的事实，顺其自然。只要相信缺陷和不幸都是命运使然，你就可以继续保持自信。

不要因为偶尔自我怀疑就自责，因为你还能有所作为。不论哪种情况，都不要试图将你说服自己的信心放在你所企盼的高度，而是要用尽一切方法做到，即便这些方法既不有趣也不好玩。

以下迹象表明你没有说服力：

> ※ 当你打扮得很时髦时，人们会询问你是否要参加化装舞会；
>
> ※ 你不知道自己在说什么；
>
> ※ 别人听不懂你的话；
>
> ※ 你越是表现自信，人们就越认为你很傻。

当人们渴望自己有说服力时，他们有如下期望：

◈ 变得自信，发挥自己的才华；

◈ 通过语言和信仰的力量改变世界，至少也要能改变约会对象、家人或重要客户；

◈ 停止过度思虑，试图打败自己；

◈ 弄明白自己为什么时运不济；

◈ 让大家追随自己。

下面是三个问诊例子：

 问诊现场 I

　　曾经我对课堂的掌控能力很强，每次上课都能让学生们聚精会神地听讲。但是，自从中风后，我就很难吸引他们的注意力了。课堂上我的思路清晰，知识点随时都能冒出来，但话到嘴边就是说不出口，有时甚至还会紧张得羞红双脸，过去从来不会发生这种事情。每当这时我都会怀疑自己，而这样会让我更加结结巴巴，然后我注意到学生们都开始坐立不安了，这种时刻我就更难恢复了。我想知道怎样才能恢复自己高超的讲课能力，不然就早点退休。

问诊现场 II

　　如果我不是她的独生子，我敢打赌自己一定能成功说服母亲戒酒。我总是很紧张，不知道她会怎么回答我的劝说，所以总是犹豫不决。我本应该义正词严地告诉她为什么应该戒酒，但我无法说服她，这让我很沮丧。父亲英年早逝，我不知道母亲还会听谁的话。

我想找到自信，坚定地让母亲戒酒。

问诊现场 III

我是汽车销售人员，公司里有三人对汽车的了解不如我。但是他们的业绩却更好，因为他们自认为是个中高手。我仔细研究了很多销售材料且对它们了如指掌，但我的业绩依旧差强人意，只能保证自己不被炒鱿鱼。我讨厌被那些家伙打败，他们只是比我更会夸夸其谈。我想要找到自信，让自己更擅长交际，这样就能拿更多奖金，再也不会感觉委屈了。

如果出于某种原因你缺乏说服力或者发现自己的说服力与任务不相匹配，那么这并不意味着你需要努力变得更有说服力或不断尝试直至说服别人。很可惜，并非所有事情都能熟能生巧。某些时候，你越是强迫自己说话就越是会让别人觉得你聒噪，他们也就不会接受你的观点。有时候，当你咨询专家、疯狂运动、认清局面后，还是要接受现实。如果屡次失败后你还是只想着提高自己的说服力，那么你的生活看起来会更加无望。

如果你能接受自身的问题，然后尽力去解决它的话，那么失败就不是你的问题。你已经表现得很好，在努力突破极限，那么是时候另辟蹊径了。

你要记住，说服力就像其他很多能力一样既有好处又有坏处。说服力能助你提高业绩、赢得选票和谈妥生意；它也会让你利用别人或者负面情绪获取他们的支持，变身华尔街之狼，从长远看这有损你的名声。即便他们只想为你办事，但是如果他们认为你压根就不在意时，他们就不会再帮你了。

很多情况下，就算你没有说服力，也还有很多实现目标的方法。其中之一就是换位思考——从对方的角度考虑，按常识来衡量决策。不要打感情牌，假装你是负责审查所有赞同或反对某个决策原因的教练或顾问，将事情的后果和客户的价值观考虑进去。

不论你想卖车还是想劝他们戒酒，要清楚地了解利弊，不能含糊其辞，都要直说你认为这样做会面临的风险或者可能取得的回报。如果你对自己掌握的知识足够自信的话，就能为劝说行为省去很多事。这样，即使买卖不成，你也不会强求，也不会自责，因为你知道自己已经竭尽全力。

所以，如果你无法说服别人，也不用绝望。你可以渴望成为一个能言善辩的人，享受由此带来的快感和权力。但是，假如你的目标是完成任务，那就会有各种方法，自我感觉良好的话也很容易实现目标。因此，不用苛责自己做无法做到的事。

快速诊断

无法实现的愿望：

❖ 除了母亲，别人也乐意听你说话；

❖ 让人们按照你的一己私欲行事；

❖ 资质平庸的你想利用并不存在的资本获得别人的
支持。

切实可行的目标：

❖ 在别人做决定之前，客观公正地帮他总结正反两
方面理由；

❖ 说服别人让他们相信你只是想帮忙做出正确决策，
而不是兜售自己的观点；

❖ 当一个知识渊博且懂得倾听之人；

❖ 不随便迁怒于人；

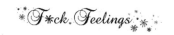

◈ 为达到自己的标准而感到满足，不要老想着打动别人。

可以采取的方法：

◈ 启用严格的评估程序，做任何决定前都要罗列出可能存在的风险和回报；

◈ 如果你想要影响某个决策，那么事前就做详细调查，搜集大量信息；

◈ 学会简要地展示你搜集的信息，即便这很无趣；

◈ 判断自己成功与否的标准应该是你是否切实执行了评估程序，而不是别人最终有没有听从并执行你的意见。

 你的脚本

当你想要兜售自己的观点而未能成功时，你可能对自己或多疑的亲戚和客户说……

亲爱的：

不论我的观点是什么，我都想要简要分析一下

_____（利弊、事实与虚构、我所知道的前因后果）
来帮助你做决策。如果你对当前的情况也恰好有强烈
的憎恶或者喜爱，那么我希望你能客观地进行衡量，
考虑所有的可能性，在整个的评估程序中留足空间。

表 2.1 交流禁忌及其原因

好的基础	坏的基础
即使老板很欠揍，还是持之以恒地工作。	当老板不准你请假去看新上映的《速度与激情》（Fast & Furious）时，你就辞职不干了，临走时还告诉他"你吃屎去吧！"
当某人惹怒自己时能克制心头的怒火。	坐地铁时如果有孕妇想侵占你的座位，你就恶语相向且一定要分出对错。
大功告成之日问心无愧，自问已经全力以赴。	你是动感单车课上最苗条的女人，而你旁边的那位最胖。
尽力做到一丝不苟，宁肯花十倍的功夫也不愿意出差错。	刚买了一部 iPhone，企图在别人面前炫耀一番。

先在精神上战胜霸凌者

人们之所以都渴望成为充满自信的人，其中一个重要原
因就是，他们希望自己能够坦然面对人际关系中来自老板、
父母甚至配偶的恐吓与羞辱。如果你已经步入社会，再将这

些恐吓者归为"恃强凌弱之徒"似乎不合时宜。其实，这样的称呼即便在成人世界也照样通用。不论年龄几何，当你受到霸凌时，都会思考该如何回击，就像动物遭受攻击时的反应一样。

出于本能，你会不假思索地说点什么或者做点什么。比如你可能会习惯性地进行辩解，你还可能会压制自己的恐惧以防对方变本加厉地攻击你。不论哪种情况，你都会渴求强壮的力量、能言善辩的技能和强大的自信心，可能还希望自己马上去办一张健身会员卡。

事实上，许多人一旦紧张说话就会结巴，很少有人在面对权威时还能应对自如。即便如此，他们还是喜欢想象自己能更有尊严地应对危机，就像电影里的英雄面对坏人的枪口时还能冷笑。

现实生活中，对霸凌行为奋起反抗有点难以实现。如果你能实现，肯定会感觉如沐春风。但是，这样做也是有弊端的，比如迷失最初的目标和方向，还有可能会受伤，心生内疚或者因为无心之过而受惩罚。事实是，针锋相对的抗争并非霸凌的解药，这样反而会激发更大的矛盾，考虑一下价值观和后果吧。

当你准备奋起反抗时，多思考，自问是否值得，你是否胜券在握。没有人想要被羞辱，一旦你走出校园，用武力解决问题永远不是最好的办法。因为其结局不仅仅是拘留、被打得鼻青脸肿那么简单，你可能会面临罚款或者牢狱之灾。

以下迹象表明直面霸凌不是个好主意：

＊ 你不是柔道黑带八段或者对方就是黑带八段；

＊ 对方比你更有钱、更强壮、更有人脉，有能力请更好的律师；

＊ 你有比这更要紧的事情了，比如开心过好自己每一天的生活；

＊ 长远来看，你自知反抗并不会改变现状；

＊ 你嗫嚅地说着"发条信息""不公平"或者"不能让他这么认为"之类的话，而你又不是黑帮成员。

当人们想要避免被霸凌时，他们通常有以下期望：

◈ 像多萝西·帕克（Dorothy Parker）或温斯顿·丘吉尔（Winston Churchill）那样风趣幽默地羞辱别人；

◈ 当被羞辱时，能为自己辩护；

◈ 抑制焦虑或畏惧等让自己无力抗争的情绪；

◈ 让别人知难而退。

下面是三个问诊例子：

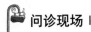 问诊现场 I

二十多年来我住在这里一直很开心，直到一个疯子搬到了隔壁。他在两家的篱笆上贴上"非诚勿扰"的告示，指责我把枯叶倒进了他家院子里，还瞪我的孩子，即便他们已经很小心了。我的家人在院子里玩耍时，那个疯子就会拿着摄像机拍摄他们。开始时我还试着打消他的疑虑，当最近我对他发出警告后，他却变本加厉了。警察说他们对此无能为力，除非他威胁了我们的人身安全。我想让他不要再这样，我不想时时刻刻为此担忧。

问诊现场 II

我老板是个寡廉鲜耻之人，他总是侮辱我的人格。

开会时他经常把我叫出去，训斥我工作完成不及时，事实是他要么没有把那项工作交给我，要么就是没给我留下足够的时间。如果我对此表示抗议，他就会认为我在找借口或者转移话题。我试着跟他沟通过关于他的领导风格，但他却对自己的领导方式自我感觉良好。我觉得自己陷入了困境。我想让老板停止羞辱我。

问诊现场 III

我老公是个混蛋，喝点酒就撒酒疯，但是酒醒后却忘得一干二净。他是家里的顶梁柱，我不想让家庭破裂。每当他开始喝酒时，我们都要围着他转。跟他一起生活压力太大。我想知道该怎样大胆反抗他，我不想再畏畏缩缩地生活。

很可惜，并非所有的抗议都有效，如果你见证过美国近代史上发生的政治抗议（比如波士顿倾茶事件），你就会知道抗议可能会带来很荒谬的意外。如果这世上还有公平可言，一次勇敢的抗议就能将霸凌事件公之于众，让人们讽刺它，或者让欺凌弱小之徒重新审视自己的行为并予以改正。但是，

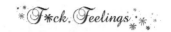

现实往往是这样——抗议会加强敌人的力量。

　　面对近乎疯狂的霸凌者，你可能别无选择，只能接受被羞辱、恐吓和无能为力的事实。即便如此，你还是要想想有没有其他方案。你的目标不应该是解决麻烦，而是判断你能否用行动减少一些麻烦。不论面对什么样的霸凌者，批判他们都更容易触发非理性攻击。当你知道自己始终无法降低风险时，这或许就会给你一些动力离开这个（有霸凌者存在的）地方。明知此役注定要失败，何不潇洒地离开。

　　当然，偶尔你也会发现自己比想象中更有力量，霸凌者无非仗着你的恐惧作威作福。但是，这种情况发生时你也别指望自己能一鼓作气地干掉他。你以为让霸凌者滚蛋就万事大吉了吗？并不，他已经对你产生了无形的影响，哪怕你看不到他。你必须利用自己的正能量鼓励自己继续做对的事情。

　　这确实不公平，如果你有幸见到本书，你就会发现其实也没有很不公平。此外，真正疯狂的霸凌者甚至他们自己都不知道为什么要欺负你，因为那就是他们的天性。这或许能稍微安慰一下你受伤的心灵，你可以继续前行，但他却会一直疯狂。

　　除了考虑离开，还有其他保护自己的方法，那就是不要绝望，为自己能知难而上感到自豪。特别是当霸凌者是一个可以讲道理的人时，这种方法很管用。不要因为生存而不敢辞职，这样你的老板就会不停地压榨你，或者同样情况下丈夫会不断地欺压你。不要再告诉他们你的具体感受，而是开始学会谈判，从他们做错的事情上开始据理力争。

不论你做对了什么，骄傲地说出来；不论欺负你的人做对了什么，只要他还有一丝人性光辉，都积极地肯定他。你可以陷入争论、冲突，但也要对未来充满希望。不论内心感觉如何，你都要表现出自信。告诉那些欺负你的人，你很尊重他的意见，但你还是会按照自己的标准行事。只要不让恐惧和愤怒影响你的行为，你可以与人和而不同。

不幸的是，如你所知，很多霸凌者由于在身体、经济或精神上都更有实力，弱小者根本就无法与之抗衡。这种情况下，如果你要想胜出，那就意味着你要拼尽全力才能保住小命。当你向恶势力低头时，旁人眼中的你可能是屈服于恐吓，没有原则的。

但是，你知道自己还有更重要的事情要做，而不仅仅只是免于被羞辱。你深知自己在任何必要时刻都能够做到忍辱负重。

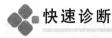

快速诊断

无法实现的愿望：

◈ 战胜邪恶；

◈ 期望结果公平；

◈ 免受不公正的待遇；

◈ 维护声誉；

◈ 自尊自强。

切实可行的目标：

◈ 遇事处变不惊；

◈ 学会面对挑战；

◈ 无视他人的漠视，尊重自己；

◈ 没选择的时候，找出最不丢脸的选项；

◈ 为自己能屈能伸而自豪。

可以采取的方法：

◈ 没做好准备时缄默不语，不因为生气或疲惫就大
  呼小叫；

◈ 搜集信息，看自己能否取胜；

◈ 自我评估并尊重自己的决定；

◈ 说出自己或欺负你的人身上具备的正能量，估量
自己在感情上曾经出现或者将来可能出现的美好
品质；

◈ 无需为冲突和分歧承担责任或表达歉意；

◈ 觉得值得做某件事时果断采取行动；

◈ 忍受痛苦直到你可以继续前行。

 ## 你的脚本

**当你感觉自己被无端地指责、嘲弄或无礼对待时，你可能
会对霸凌者或自己说……**

亲爱的：

我很珍视我们之间的感情，你对我 _____（不满
意、生气、威胁、采取法律手段）我表示很遗憾，但
我相信 _____（辛勤劳作的价值、睦邻友好），而且
听取你的建议后，我也认真审视了自己，看看是否需
要改变。最后，我决定听从自己的意愿，但我相信我
们还是能够继续合作，希望明天会更好。

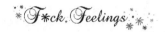

你是否知道普林斯[①]（Prince）激励了所有人？

你不用为了赞赏那个名叫普林斯的人就去欣赏他的音乐（尽管你应该欣赏），或者赞成他的政治宗教理念（可能你根本就不想了解），再或者在自己的书里引用他的话（请亲自去查 *Let's Go Crazy* 的歌词）。

普林斯不仅只是"小人国"（他的身高只有 1.5 米）的天才那么简单，对于所有感觉自己与众不同或者像个失败者的人来说，他都是一位神人偶像。他确实是一位才华横溢、令人敬仰的人。在《紫雨》[②]（*Purple Rain*）中最激励人心的不是他音乐上的成就，而是他非常坚定地表达自己对音乐和自我的感受（通过舞蹈、戏剧甚至是模仿鸽子的悲鸣），因为那就是他的艺术使命，不管旁人如何不屑。

---

①英文全名为：Prince Rogers Nelson，在 80 年代与迈克尔·杰克逊齐名，他创造性地将摇滚、R&B、Funk 音乐结合在一起，曾获得过 7 次格莱美奖、5 次全美音乐奖、3 次全英音乐奖、4 次 MTV 音乐录影带奖。——译者注
② Princ 在 1984 年主演的半自传电影，并发行了同名电影原声专辑。《滚石》杂志评选的"史上最伟大的 500 张专辑"中，*Purple Rain* 位列第 72。——译者注

尽管普林斯身材矮小，但他非常自信。他从青年时代起就开始写歌唱歌，而且在第一张专辑封面就放上了裸露上身的肖像。不可否认，他的音乐才华影响了 20 世纪 80 年代的流行文化。他从明尼阿波利斯市（Minneapolis，位于明尼苏达州）出发，穿着海盗服，乐队的其他成员则穿着外科医生的白大褂，最终赢得了大家的喜爱；他决心我行我素，不论公众有何反应。他的外在形象不佳甚至有些"娘炮"，公众的言论对他非常残忍。

因此，如果你也正自我怀疑，希望自己可以变得更好看、更高，或者想变得更加自信，那么请看看普林斯的例子吧。你要相信自己也可以混出一片天地，勿忘初心，不要放弃接受自我。

我残故我在

一般情况下，我们总是会将表现不佳、身体受伤和畸形者看成自卑者。这也就不难理解为何有些身体缺陷或者患有精神疾病的人，为自己设定的目标居然是通过减少、隐藏缺陷或尽快恢复正常来重获自信。有时他们会挑战自我，以此证明自己有能力排除万难。这些挑战有些是积极的，比如参加马拉松；有的却是消极的，比如停止一些治疗。

但是，对填补缺陷抱有太大期望也有危险，因为伴随缺陷的通常是超出常人的脆弱和难以预料的厄运，因此身带缺陷的人永远也无法掌控自身。如果你将自尊建立在康复状态的基础上，那么你就会因为害怕而浪费精力，然后就认为自己应该为所有的差错负责。其实哪怕最能干的人面对这种情况也会束手无策。

你还可能会拒绝接受治疗或者隐瞒病症，以便在家里或公司逞强。这些疾病会伤害你的自尊，即你将会成为病体，而不是一个刚好有缺陷的人。你再也不是一个与缺陷抗争的人，而缺陷会变成你的生活。

何不大胆接受这个事实：你永远也无法保证自己不会有缺陷。告诉自己，做个老练的自我管理者，不问结果，该治疗就治疗。尽可能与别人分享自己的心路历程，只要没有暴露隐私，不要在意文化上的耻辱，这样你才能对抗由此而来的羞耻感。

既然你无法摆脱现状，何不做一个身残志坚之人，让缺陷尽可能不影响你的生活。不要以为"看起来正常"就值得骄傲，你应该为自己能够忍受病魔的困扰感到自豪。带着缺陷生活本身就是一场马拉松比赛，因此，为自己取得的每一个成就骄傲吧。

以下迹象表明缺陷影响了你：

> ✳ 没人知道你有缺陷，如果你能自食其力，没人会施以援手；
>
> ✳ 情况恶化而毫无准备时，你就会非常害怕；
>
> ✳ 如果因为缺陷而让你看起来不正常或者行动不便，你会很不开心；
>
> ✳ 除非你确信别人会支持并帮助你，否则你不会告诉他们自己有缺陷。

当人们因为缺陷感到耻辱时，他们经常会许这样的愿望：

◈ 让自己看起来正常；

◈ 再也不要治疗了；

◈ 不失控；

◈ 在生活各方面都维持正常；

◈ 找到一种疗法实现上述所有愿望。

以下是三个问诊例子：

问诊现场 I

我不想告诉任何同事医生躁郁症，因为这会让他们大惊失色。我甚至都不确定自己是否还要服用锂盐①，因为我病了很久。如果人们知道我在吃药，肯定认为我是个疯子。我不确定自己到底知不知道躁郁症意味着什么，我只知道人们谈病色变。我想要继续隐瞒病情，慢慢康复。

问诊现场 II

每次下班出去玩时我都感觉很尴尬，因为每次我都被指定为专职司机，这样我就不能喝酒了。他们以为我不喝酒，但其实我是个酒鬼，有时候他们还会为

———————————
① 一种抗郁躁症的药。——译者注

此开玩笑。三年来我克制自己，只是偶尔小酌。我想重拾自信，努力做一个正常人而不是一个酒鬼。

问诊现场 III

我稍微打扮一下看起来还是非常漂亮，因此有很多男人想跟我约会，但我跟他们在一起经常感觉不舒服。我的叔叔曾经虐待我，这给我造成了很大阴影，导致我对男人和性都很排斥。我觉得很羞耻，但不敢将此事告诉任何人，因为我会忍不住哭泣，甚至头痛欲裂。我想坚强起来，这样我才能过上正常人的生活。

隐瞒自己的缺陷是天性使然，这样你才能保持自信，不让别人知道或者利用你的弱点。对于孩子和没有成熟的大人来说，戴着假面具可能很有趣。但是，日常生活中还戴着假面具这无疑是自讨苦吃。

隐瞒缺陷通常会让情况变得更糟，因此不管情况多么难堪你都要接受它。每天客观公正地评估缺陷对自己生活的影响，让自己更擅长面对它。了解自己何时需要额外的休息，何时该承受治疗风险，然后将问题告诉你的老板和家人，这样在你发病时他们才知道怎样帮助和理解你。

事实上，当很多人都无法接受你的缺陷，特别是连你自己都无法接受时，他们才会认为你应该对表现不佳负有责任。他们还会认为你懒散怠慢，过于夸张或者有精神问题。不管有怎样的言论，不要浪费时间精力逃避他们的审视，或者改变他们的看法。从自身的经验出发，大胆抗争，接受身有缺陷的事实，你已经做得够好了，而且不要跟对此持反对意见的人进行争论。真正重要的人会忘记你的缺陷，不能理解你的人就不要理会了。

确实，你可能需要重新找份工作，或者跟家人聊天时话题也会受到限制。但是，如果不这么做，你需要不断地隐瞒、解释以及道歉，这一切都不利于你对付缺陷。

当人们知道你是怎样与缺陷作斗争之后，他们才会尊重你或者想办法帮助你。如果你不告诉他们，他们反而会怀疑自己是不是做错了什么，为什么不能帮助你，同时你的恐惧和羞耻也会感染到他们。告诉他们你的问题并不是认罪悔过，而是骄傲地宣布自己取得了什么成就或者想要达成什么心愿。如果他们真的在乎你，就会全力支持你。

如果自尊的存在让你相信自己很正常，且能够维持这种

正常的话，那么自尊根本就是易碎的泡影。建立自尊的基础
应该是：接受自己的缺陷，知道自己完全能够对此做出正确
的抉择，不惧流言，超越限制。

　　你可能无法赢得胜利，但可以为自己感到自豪。因为你
面对的任务更加艰巨，而且一路充满艰辛。所以不要再守着
秘密了。不论你是按部就班地生活，还是要借助宗教的力量，
在与（缺陷带来的）羞耻做斗争前，优先考虑自己的成长。

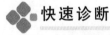 **快速诊断**

　　无法实现的愿望：

　　◈ 辛勤工作就能获得力量和恢复健康；

　　◈ 诱人而无聊的常态；

　　◈ 向自己的朋友、家人和老板展示自己的杰出成就；

　　◈ 相信自己未来的精神或身体状态会变得更好。

　　切实可行的目标：

　　◈ 了解多久没有引发旧病；

　　◈ 万一旧病复发也知道该向谁求助或接受什么样的

　　　治疗；

◈ 为自己的表现而自豪，不管与别人相比，你的表现如何糟糕；

◈ 远离不容纳你的人；

◈ 亲近支持你且乐于帮助你的圈子。

可以采取的方法：

◈ 充分了解自己的缺陷以及接受治疗的利弊；

◈ 不要因为恐惧或羞耻阻碍自己治疗缺陷，做应该做的事，过好自己的生活；

◈ 让人们了解你的缺陷、你的需求和你要与缺陷抗争的决心；

◈ 选择那些接受你的朋友和老板；

◈ 不要将别人转变态度的问题当成自己的责任；

◈ 每日客观公正地审视自己。

 你的脚本

对于那些不接纳你且对你求全责备的人，你可以说……

亲爱的：

考虑到我的缺陷可能经常发生各种状况，我很重视你对我的意见。对于能清楚知道自身的局限，并且通过有效治疗让自己的生活有所改善，我对此深感自豪。你的关心我早有所耳闻，但是我相信自己表现很好，特别是在此期间我遇到了很多问题。我跟医生讨论过这些问题，但希望你对此保密。我期待随着自己的不断康复，我能够做得更好。

你是否知道生活就是一场特殊的奥运会？

许多人认为奥运会意义非凡，因为它汇集了全球的体育精英，有最先进的评判技术让他们的能力得以表现。在体育精英心目中，没有什么成就能与获得奥运会冠军相提并论。

我们经常提及这些并且深信不疑的原因是：生活就是一场特殊的奥运会。这不是因为我们想贬低那些真正参加残奥会的人取得的成就，而是因为奥运会其实并不公平——有的国家更有钱，有的选手服用了兴奋剂，每个人都更在乎某个运动鞋品牌代言人取得的胜利而不是国家荣誉。

现实生活中，许多失败者都比成功者更加努力，

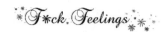

因为成败之间有太多的不公平。如果我们再深入挖掘一层就会知道，真正应该吸引更多注意力和赢得更多尊重的比赛并不是奥运会，而是生活。明知自己天资愚钝还是选择勇敢抗争的人，比那些天资聪颖的命运宠儿更加值得我们尊敬。

孩子的自尊不是你唯一可操心的事

如果说父母真要承担什么责任，那可能就是保护孩子的自尊。父母对孩子在其他方面就没那么认真，比如让孩子戴着头盔呼吸，或认为最合适的防晒保护就是让孩子全副武装。

你可能没有能力教授孩子数学、棒球或音乐等方面的专业知识，但这并不意味着你很失败，除非你的孩子长大以后完全没有自尊。高估自尊可能会造成孩子的过度自负，孩子一旦产生自负心理就很严重，因为他们从心底认为自己是天之骄子，可以成功统治整个宇宙，只要自己绽放一个微笑，所有的问题就能迎刃而解。

你改善孩子自卑心理的能力比控制自己的能力还要差。因为你可以给他们大量的爱，提供合理的教育和安全保障，但你还是无法担保他们不会遇到任何困难，或者不会变成一个完美主义的小怪咖。

养孩子是一件很恐怖的事情，因为你知道总会出错。为保护他们的自尊心无论你付出怎样的爱都无济于事。我们看过关于"爱的救赎"的电影，通常是父母或者贫民窟一位严厉的校长释放出爱的力量，从而将孩子从痛苦和自我否定中解放出来。仅仅因为孩子缺乏自尊就认定自己的育儿方法有问题，这会让你感觉自己很失败，还可能会让你变成一个没有威严的家长，即便一开始你的表现很好。但从此以后你和孩子会感觉像冤家一样绑在一起了。

一方面，多米诺骨牌理论①会让你相信，如果你能够帮孩子提高数学和体育等科目的分数，那么自信就会随之而来，而这又会提高你的社交技巧，然后好运（例如成功、财富、幸福）都会来到你身边，最终会让你感觉很成功；另一方面，一旦哪张多米诺骨牌没有倒下，而它又正好不能被你掌控的话，那么最后一张能够给你带来成功的骨牌就永远也不会倒下，而你为人父母的责任也就永远无法实现了。

———————————

①在一个相互联系的系统中，一个很小的初始能量就可能产生一系列的连锁反应。——译者注

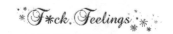

我们很容易理解父母之所以要承担这么重大的责任，是因为他们看到自己的孩子失败落魄而自己却无能为力时会感到很痛苦。无论如何，许多不幸的父母还是愿意承担这种责任。有时候，不管你多么爱自己的孩子，这份爱就是无法帮他们渡过难关，他们依旧不自爱。你试图让他们重新振作起来，但在尽己所能之后你需要静观其变，否则你不仅会把自己耗得油尽灯枯，还难以培养起孩子的任何能力。

父母令人敬畏的并不是他们在平淡日子里的慈爱的一面，而是当自己的孩子承受苦难、自我否定时仍能坚强勇敢地爱他们。

以下迹象表明你对孩子的自尊无能为力：

* 不管批评还是表扬，他们都无动于衷；
* 不管你做什么都得不到他们的回应或笑容，孩子甚至懒得吱一声；
* 你找不到跟孩子的共同话题，只能沉默以对；
* 孩子的心理医生也不能给你好的建议，因为孩子对他们爱搭不理。

当家长想要保护孩子的自尊时，他们经常有如下期望：

◈ 弄明白到底哪里出了问题；

◈ 用爱和赞美换来孩子的理解；

◈ 帮孩子表现更好或者让他们远离损友和毒品；

◈ 帮孩子找一位靠谱的心理医生。

下面是三个问诊例子：

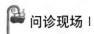 **问诊现场 I**

我年仅 15 岁的女儿爱撒谎，因为她从来不愿承认自己没完成家庭作业。即便我们知道她在说谎，她依旧我行我素，哪怕每次都因为撒谎而惹上大麻烦。当她因为不能改掉这个坏习惯而令老师很失望时，她又会感觉很糟糕。我试过各种方法，还是都不管用。我想改变她的现状。

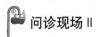 **问诊现场 II**

一年前，我的儿子被女友抛弃了，从此以后他就

一蹶不振。当时他还在念高二，不论我们怎么做，都无法帮他走出失恋的阴影。我们带他去看过心理医生、吃了抗抑郁药物，可根本就不起作用。失恋后一个月内，他整天把自己关在屋里。现在他重新开始去读书了，但成绩一落千丈，而且他总是不接我们的电话。我只能确认他没有自杀倾向，除此之外，我不知道该怎么办。我想帮他从情伤中恢复过来。

问诊现场 III

我女儿太胖。我和老婆用尽各种方法——家里只吃健康食品，强迫她锻炼身体，找医生想办法——帮助她，但都不起作用。即便她最苗条的时候也比班上的其他女孩子更壮，班上的同学都刻薄地取笑她。她每天都以泪洗面，我们很害怕她在青春期会绝食甚至割腕。我跟老婆想帮她减肥成功，避免她再受欺负。

如果你想帮孩子找回自尊，最好的方式就是让他们知道自己并非无所不能，自己不必承担过多的责任，你也一样。对很多父母来说，培养孩子能力和挖掘孩子天赋的唯一途径就是让自己身肩重任，忙到连上厕所的时间都没有。很多家长和老师认为不应对孩子太过放纵，他们总是想帮孩子控制内心的怪兽、荷尔蒙或者应付外部的竞争压力。

但是，任何人的自控力有一定的限度，如果强加太多责任，这只会击碎他们的自信心。

如果你给自己太大压力，认为自己应该为孩子的终生幸福负责，那么你永远也不可能成功。孩子也一样。如果他肩负所有的责任，比如出色地完成工作、控制自己的言行、做个乖孩子和掌控各种局面，那么他最终肯定会因为无法达到这种标准而讨厌自己。因为做好一件事很难，但搞砸它实在太容易了。

每个人都应该全力以赴做到最好，但同时你也要承认自身的局限，有些问题可能本身就是无解的，但这并不能说明你很失败。特别是对孩子而言，有些问题现在束手无策，长大成人后或许能找到解决方法。不论哪种情况，你都要知道人无完人，这样才能在失败时将挫败感降到最低。

因此，不要揪住错误不放，把关注点放在大家都做得很好的事情上。不要因为孩子所做之事不被你关注就假定他会不开心或者表现不好。你唯一做错的事可能是让孩子出生，并遗传给了他一些难沟通的基因使得难以与之共处。

即便老师按照你的请求帮助提升孩子的自尊，这也并不意味着他们就不会出现跟你一样的问题。开始时，你跟老师的见面气氛都比较融洽。但是，渐渐地就会变得紧张，因为每个人都会首先看到别人表现不好的一面。不要过分追究"谁应该为我的孩子负责"而对老师反应过激，因为他们也已陷入了跟你一样的恶性循环。如果你想与老师齐心协力，停止莫须有的两极化争论，最好的方式就是关注他们为解决多数人都无能为力的问题时所做的有益工作，然后像保护孩子一样保护他们。

当然，你也要主动承担一定的责任，努力掌控可以控制的事物，比如你可以针对孩子的不良行为制订惩罚措施，或者追踪他是否做完家庭作业并提供额外帮助，抑或是限制他们的冲动和挑食行为。如果这些都不管用，那就去询问专家的意见并且试试其他的方法。不管哪种情况，你都要经常停下脚步，为自己和孩子的努力而骄傲，为你相信他有能力做好而自豪。比如，发现孩子为减肥所做的努力，而不要只注意事情的负面。

不论结果如何，作为家长，你都要做最大努力，阻止沮丧和无助情绪伤害你的孩子，让他们对未来充满期待，至少等到他们成年以后再撒手不管。

 快速诊断

无法实现的愿望：

◈ 能够增强孩子的自信心；

◈ 相信自己能够使孩子不要沮丧和自我厌恶；

◈ 能够获得治疗资源解决上述所有问题；

◈ 知道明天不会出差错。

切实可行的目标：

◈ 做一个"好家长"；

◈ 面对多数问题时知道自己能做什么或者不能做什么；

◈ 必要时咨询专业人员；

◈ 知道某些时候只有好的育儿经和其他措施远远不够；

◈ 一切都不管用时依旧斗志昂扬。

可以采取的方法：

◈ 通过阅读、观察别人或者自己与家人的相处经验，

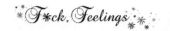

设立"好家长"的标准，绝不取悦任何人；

◈ 用上述方法订立合理程序来应对难题；

◈ 接受这个事实：孩子可以承受包括自我嫌弃在内
的众多痛苦；

◈ 永远要记住自己和他人做的好事，即便身处逆境；

◈ 不要自以为某人暂时没有进步就意味着失败；

◈ 不要自认为孩子缺乏自尊就是自己的失败，你要
更加关注孩子并做出相应的努力。

 ## 你的脚本

当你不明白为什么孩子这么不开心或者缺乏自尊时，你可以对自己或者第三方说……

亲爱的：

我跟你一样，很长一段时间内也很担心孩子的
_____（状态、痛苦、成绩、表现）。我觉得自己跟
配偶以及一些专业人士已经想出了一些好办法，可以
帮助他们，虽然部分方法有些作用，但都收效甚微。
我们正在考虑试用新方法。虽然形势还是很严峻，但

我看到事情正在慢慢好转。

非常感谢大家提供的帮助。

不论现在流行什么样的心理治疗方法，你都不必太过考虑自尊。为自己制定一套客观方法，以此判断自己、家人或者朋友是否表现良好，并依据事实判断自己是否应该为错误负责。所有你能想到的情况中，冥冥之中总会有某种常识性的程序默默地控制着你无力掌握的所有因素，并据此判断你的表现是否符合标准。

不论你的自尊心是否强大，你都能找到方法做到最好，为自己的努力感到自豪。即便你讨厌自己，你也可以尊重自己的选择并努力实现它。

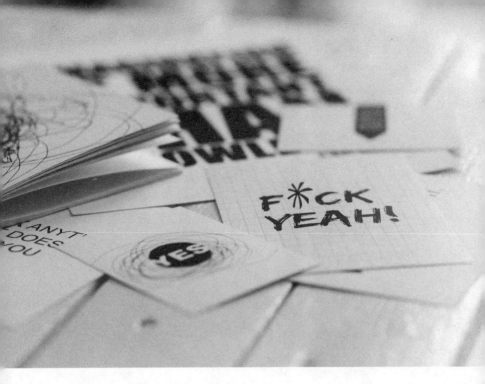

03

心累？因为你总是在追求公正

　　世上不存在绝对的公平正义，这似乎是条公认的真理。可总有一群人罔顾真理，想要在生活中追求公正。也许你就是这群人中的一员，因为你可能是不公正事件中的受害者，追求公正也情有可原。如果你试着接受不公正呢？

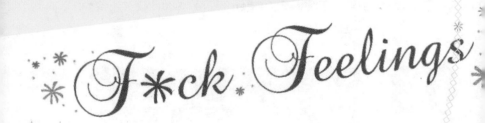
F*ck Feelings

有时候，
公平只是两个字而已。

如果你相信政客、电影明星或法制节目，那你肯定坚信公平正义是值得追求的崇高理想。遗憾的是，公正在小说中可能是美好的存在；现实中，它却是危险的目标。

电影明星、电视节目和政客输出的观点大多属于白日做梦，他们用言辞描绘出一个绝对公平的世界。然而，现实生活根本就不公平，寻求正义不过是白日做梦者的借口罢了。他们为了追求不切实际的幻想而选择性地忽视那些重要而琐碎的义务，比如养家糊口、扔垃圾或缴纳有线电视费。他们认为大丈夫不能被这些鸡毛蒜皮的小事牵绊，要有所为有所不为。

不可否认，曾经的不公正待遇给当事人留下了持久的心理创伤，这些遭遇不仅会刺激他们产生强烈的复仇心理，还会让他们妄想创造一个绝对公正的美丽新世界。

因此，追求公正不仅是一个政治学问题，而且是我们内心的一种强烈渴望。为了实现这种渴望，我们很容易做出不计后果的事情。我们之所以会围观罪犯被捕的场景，很大程度上是因为惩戒罪犯会满足我们内心的某种需求——渴望看到坏人被识破、被抓捕并在监狱里孤独终老。

愿为公正献身的意愿，会让你变成圣骑士或殉道者。可大多数卡通圣骑士经常都会头戴面具、身穿制服，表现得千人一面。这样的事实显示了追求公正的另一个副作用：它消除了你的个性。不论你对朋友、家人和自己肩负何种责任，追求公正就会成为为自己开脱的幌子，从而你就可以无视其他必须该做的事情。

考虑到追求公正可能带有的副作用，当你感到非常有必要平反冤案、揭露罪恶，甚至是盖棺定论时，你需要理性分析。首先，你要想到可能会出现的意外，这样就可以避免在惩罚你第三个孩子时给另外两个孩子造成阴影；然后，你需要重新确定目标，不能只想寻求正义或揭露不公，而应该接受现实，并承受由此带来的耻辱和无助，尽力做到最好；最后，你要把握节奏，能放则放，随其自然，因为反抗只会让你的处境更糟。而挽救生活唯一的方法就是继续向前，严于律己。

安全感是你永远都买不到的奢侈品

有一类生活在佛罗里达州的中产阶级或者是保守派，他们认为自己有安全生活的权利，但这只是不幸者共有的一种幻觉，他们当中的很多人成为了枪支合法持有者的枪下亡魂。这种事在佛罗里达州时有发生。

相信自己有安全生活的权利（特别是面对危险和非法之徒时），其危险就在于它要么会使你陷入无法取胜的拉锯战，要么让你突然产生后悔不迭的暴怒。如果从一开始你就不奢求自己永远安全，也不幻想安全生活是你应该竭力争取的东西，那么你反而会安全很多。在这种心态下，你会加清醒地知道何时忍让、何时闭嘴以及何时明哲保身。

此外，还有另一项风险，那就是当你被威胁或者伤害时，你会认为自己有权责备别人。有时候，当你预知到威胁而试图搬救兵时，即便警察及时赶到现场，政府公正地履行职责，但谁也不能保证你最终一定能够得到保护或赔偿。大多数情况下，警察都不会按时赶到，事实会被歪曲，问责和赔偿的过程会非常漫长，你很可能会做无用功。这种折磨也会让你反复思考：什么是本来可以的，什么是应该可以的。这种思考会让你陷入深深的自责中。事后最好避免谈论责任问题，有空的时候再想它，多想想其他的事情。

不要对安全生活抱太大期望，运气不好的话生活就会变得鸡飞狗跳——新邻居可能很难对付，你的车可能停在污水沟，虽然拥有健康证明但你下一秒就有可能被狂飙的公交车撞倒……不依不饶地想要夺回安全，这只会让你的生活变得更糟糕。

如果你能接受自己生活在弱肉强食丛林的事实，尽管晚上可能睡不踏实，但你会更加警惕危险。在这种情况下，不论是退避闪躲、蒙受耻辱还是击败敌人，你都会尽心竭力保证自己的安全，同时还能免于为过失承担责任。

如果你能用武力或者枪支捍卫自己的安全，你可能会更有成就感。但是，当你意识到事情不受自己控制时，当你在蒙受耻辱、缺枪少弹的情况下还能采取行动将危险降至最低，你就更值得尊重。

你以为自己享有以下安全特权，但其实不是：

❋ 熄灯锁门（且设置好警报器、动作感应灯和地雷）后，没有火灾、窃贼或危险的入侵者；

❋ 政府立案调查后不会被疯狂的案犯报复；

❋ 只要谨慎地开车——不酒驾、不超速、不疲劳驾驶，就不会发生车祸；

❋ 如果你没做错任何事，发生危险时警察就会立即实施救助。

人们的愿望包括：

◈ 弄明白为什么他们只能用逃离或者冒生命危险的方式才能保证人身安全；

◈ 请政府理解自己（而当政者要么无法保护他们，要么跟敌人站在同一战线）；

◈ 弄明白自己做错了什么而让自己受伤；

◈ 弄明白如何不再经历一件让自己感觉危险的事。

下面是三个问诊例子：

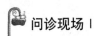 **问诊现场 I**

    我丈夫的前妻患有精神病，生活无法自理。自从她几个月前放弃服药后，精神濒临崩溃，她下决心要杀掉自己的前夫。因为她的脑子不断有声音告诉她说前夫被魔鬼控制了。最近一次她又入院接受治疗了，原因是她试图烧毁我们的房子。幸亏她的举动没有给我们造成实质性的损失。但现在她马上就要出院了，如果无人看管她，她就会停止服药，后果不堪设想。虽然现在她看似神志非常清醒，警察对我说他们也无能为力。但我知道她在 6 个月内肯定又会发疯，而那时她的行动禁令已经解除了，这又会对我的生活造成影响。我想请人来阻止她，我不想因为迫于无奈而离开我们为自己和孩子建立的家园。

问诊现场 II

    我的男朋友平时是个温柔体贴的人，但当他喝醉时就会变得很暴力，有时还会打我。后来我原谅了他，因为他在努力戒酒，这对于一个父母都是酒鬼且有童年阴影的人来说非常困难。朋友希望我离开他，不然总有一天我会受伤。我知道他们在担心，但他们并不了解我的男朋友。我想找到帮助支持他的方法，这样我们两个人都不会受到暴力的伤害。

问诊现场 III

歹徒入室行窃时我刚好下班回家，自此以后，我换了门锁并安装了警报器。照理来说，这些改变应该可以提升我的安全感，但事与愿违，我却整晚做噩梦，听到门铃响声就会感到害怕，一点风吹草动都会让我坐立不安。生理上我早已恢复，但是精神上我却始终无法消除恐惧，有时候甚至在白天我也会忧心忡忡而无法安心工作，这实在太糟糕了。我想重获安全感，找回自信。

琼·迪迪翁（Joan Didion）有句名言："活着就是自欺欺人。"人们不仅会讲自己的故事，也擅长讲别人的故事。这样的小说，也称为谎言，是所有人生命中不可或缺的一部分。

而我们经常放在嘴边的一句大谎言就是："一切都会好起来的（Eveything will be OK）。"

我们一直存有安全幻觉的重大原因就是它可以避免自己一直处于焦虑的状态中。但是，某些时候痴心妄想又会让我们自欺欺人——以为经历意外和势不可挡的重挫后，我们就能够让危险分子改过自新或者改变他们的想法。

事实上，无论我们多么谨小慎微，也不能指望安全感。一旦恐惧来了，谁也别想轻松，有时候，我们不得不放弃拥有的一切，然后逃之夭夭。

不论哪种情况，我们都要认真思考，才能求得安全，才能避免因为差错而暴露在危险境地，才能不为得不偿失的行为而自责不已。

当一段亲密关系不安全了，你不知道指不定什么时候自己就会被揍时，请一位律师。不论你多么恐惧，清楚自己的处境就是最好的解药。但是，请别指望律师会聆听你的倾诉，握着你的手对你表示同情，同时还会为警察和法院无法真正保护你而打抱不平。如果你只希望被同情，那么根本就不用请律师，这根本就是在浪费时间。

相反，你应该请律师帮你分析目前的局势，评估一下想要保护自己的家庭、爱情你将面临多大的危险。他的任务是鼓励你采取一些必要的自我保护措施，不管有多么不公平你都得那样做。

不要犯傻去看精神病专家，他可能会非常用心，但也可能很蠢，比如试图帮你挽救与危险分子的爱情。因为追寻这样的目标会激起内心的自豪感。

即使你做了正确的事情，也别指望会感觉良好。没人能够控制你的"危险爱人"对创伤的反应，创伤能持续多年都挥之不去。当然，你应该试试标准的创伤后应激障碍 (PTSD) 治疗方案，比如药物和认知治疗，没准还挺管用。但你要提醒自己，不管他的焦虑或恐慌症会不会继续发作，你都做了正确的抉择，你无需对他的现状负责。

试着接受这样的事实：你无法从根本上保护自己或者家人不受暴力分子的伤害。疯子带来的恐惧并不意味着你被打败了，那只说明生命本身就充满危险，只要你对此心领神会并敢于面对，你就成功了，哪怕有时候你需要舍弃很重要的事物。

的确，每天都是一场冒险。当你带着恐惧，离开家去上班，你就是一个实实在在的大英雄。

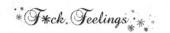

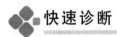 **快速诊断**

无法实现的愿望：

◈ 安全、保障和对事情的绝对掌控；

◈ 保护好自己的爱情、工作、家庭等；

◈ 驱逐自己想守护之人的内心恶魔；

◈ 恢复大脑的平静。

可以实现的愿望：

◈ 在这个危险的世界中找到安全和其他紧急事务之
  间的最佳折衷；

◈ 远离危险人物（即便他们跟你很亲密），以此降低
  暴力风险；

◈ 提高生存技能，养家糊口；

◈ 遇到羞辱、损失、焦虑和恐惧时，自强不息，然
  后继续日常生活。

可以采取的方法：

◈ 根据可能发生的事情而不是自己希望改变的事情
  来判断风险；

◈ 找出实际可行的对策来降低风险，听取专家们的
　建议；

◈ 抛弃痴心妄想，脚踏实地做人；

◈ 处理失败的痛苦和持久的恐惧，不要自怨自艾；

◈ 为自己的努力和其他一切而感到自豪。

 你的脚本

当你察觉生命有危险时，你会对别人或者自己说⋯⋯

亲爱的：

　　我讨厌不由自主地认为我们对 ＿＿＿＿（暴力危险、
解决问题、避免打官司、防止爆炸）无能为力。但是，
不论我们做什么，那些事情都无法控制。因此我要
＿＿＿＿（不顾一切、尽力而为、背井离乡、寻求证人
保护）来规避风险，让我们都能继续向前。我认为大
家应该断绝联系，我们不能接受任何形式的通讯，包
括飞鸽传书。

你是否知道朱迪法官（Judge Judy）是美国英雄?

退休的民事法官朱迪·山德林（Judy Sheindlin），亦称朱迪法官，她每年都要通过这世上最不被欣赏的工作之一大赚一笔：在电视上告诉人们他们做错了——告诉他们无法心想事成只是因为他们认为自己应该得到想要的事物，告诉成年男人绝对不可以穿条纹工装裤。

《朱迪法官》①（*Judge Judy*）已经联合播出了很多年，尽管节目内容没什么两样，但朱迪的财富和名气却一路飙升。我们或许无法理解为什么没人提醒电视观众不要再玩过家家的游戏了——如果你是单身，那就跟房东签订书面租房合同；也没人提醒他们不能在法庭上交叉双臂。大家都装聋作哑，但事实上我们内心深处都拒绝承认生活的不公平。

每当朱迪告诉某人她不可能全额要回她借给孩子

---

① 《朱迪法官》也是一本书，本书早在艾米·波哈尔（Amy Poehler）杰出的回忆录或宣战书（*Yes Please*）出版之前就完成了，她在那本书里也使用了"朱迪法官是美国英雄"的说法。这种情况下相同的说法是因为英雄所见略同，而不是蓄意的剽窃，我们都很尊重朱迪，我们也希望波哈尔女士理解（或者读读这本书，她的书也非常棒）。——译者注

父亲的钱时，或者跟某人说她并不在乎他的想法，只是因为这是法庭而不是医院，这些都是小小的启示。她可不仅是在审判小案子那么简单，她简直就是掌握真理的圣人。所以，当你看到朱迪·山德林法官在审判室里发生的一切时，你看到的其实是一个正在辛勤工作的英雄。

受虐者：怪我咯？

虐待儿童简直十恶不赦，因为孩子很无辜且没有反抗能力，而且这种伤害会给他们留下终身阴影。我们想要看到孩子健康成长，不想看到他们受伤害。因此，我们不仅会本能地惩罚那些虐待儿童的人，还会用最残酷的方法赶走施虐者。

但是，有时候惩罚施虐者反而会伤害受害者，而且也不一定会减少施虐者的虐待行为。对于那些容易对付的施虐者，比如那些因为醉酒而入狱的父母（他们保证出狱后再也不会虐待孩子）——监禁不仅于事无补，还会中断整个家庭的经济来源。最重要的是，伤害已经形成，受害者更难从痛苦中恢复过来，而且其他家庭成员还会因为可能为施虐者带来的

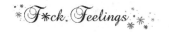

惩罚而选择不报警或助纣为虐。

有人认为，让受害者直面施虐者或者至少看到施虐者走进监狱的话，这样更容易康复。实际上，孩子可能会产生负罪感，认为自己要对父母或其他人的处境负责，即便施虐者的确罪孽深重。受害者要想走出阴影，通常都需要专业人员对他们进行长期的训练。因为负罪感如影随形，即便他们长大后逃离了过去，还是挥之不去。

因此，别指望孩子通过直面施虐者就能走出阴影。这种方法可能并不会改善孩子绝望孤独的处境，而真正有效的方法是教会他们学会珍视自己和克制寻死的冲动。

孩子因受到虐待而引起的长期心理病症包括沮丧、焦虑、创伤后应激障碍 (PTSD) 等也很难通过对质就能有所改善。确实，这些病症可能无药可救。但是，最重要的是，受害者要明白这不是他引起的，他没有责任进行自我治疗，但他有责任过好自己的生活。那才是与施虐者对抗唯一理所应当的方法。受虐者要像一个健康的大人那样过着有意义的生活，而不是继续困在虐待的阴影中。

以下事情会发生在受害者身上，但实际上经常都不会发生：

✳ 从焦虑、沮丧和自我讨厌中康复；

✳ 不过度敏感，认为自己应该为别人的事情负责；

✳ 对包括性关系在内的所有亲密关系感到舒适；

✳ 相信自己有能力实现自保。

人们许下的愿望包括：

◈ 停止焦虑、沮丧和自我伤害；

◈ 不与那种爱虐待人的人交朋友；

◈ 感到开心、自信或正常；

◈ 摆脱过去的困扰。

下面是三个问诊例子：

 问诊现场 I

当我告诉学校社工父亲虐待自己的事实后，父亲就没有虐待我了。现在我在接受心理医生的治疗，他在努力帮我摆脱沮丧情绪。心理医生认为我不想看到父亲受罚，因为我在尝试保护他。因为我担心，如果他进了监狱或者我们断绝父子关系后，这会对家庭造成影响——母亲不能工作，哥哥姐姐的学费没有着落，他们很可能会被迫辍学。我想尽快康复，找到最好的治疗方法。

问诊现场 II

女儿一直都被酗酒的继父虐待，而我对此却一无所知。现在我感觉糟透了，她去看过心理医生，因为她总是割腕自尽、夜不归宿，甚至跟一个比她年长很多的瘾君子谈恋爱。我跟她道歉说自己因为太忙而不知道她被继父虐待，但她还是非常愤怒，我不知道该怎么办。我想帮她从创伤中恢复过来。

问诊现场 III

小时候，父母有一个好朋友，每次两家聚会时，那个人都会骚扰我。现在已经过去10年了，通过心理治疗，我才意识到当年他的行为是多么无耻，而我是多么恨他。当我告诉父母这些真相时，他们感到很

震惊，因此对我也是全力支持。但是，父母跟他的家
庭关系非常亲密，而且他现在晚景凄凉、疾病缠身，
因此他们并不想破坏这层关系。我告诉他们，如果这
样的话那我会亲自去讨回公道。我想确保再也不会发
生那种事，为诚实和公正而奋斗，同时尽快恢复健康。

受虐者所产生的愤怒很极端，这很容易被旁人理解，但
施虐者却很难改变这种心理状态。不论你是否依赖他人，愤
怒都会毁掉信任、希望。它完全是一剂毒药，会恶化你的人
际关系，让你对生活丧失信心。愤怒就如具有毁灭性的自然
灾害，它变幻莫测，能够毁灭一切。

受虐者对施虐者产生仇恨，愤怒的情绪似乎是再正常不
过了，但愤怒并不能赶走痛苦。愤怒可能会让人解脱或者产
生康复的希望，但这种希望一旦破灭，就会让人更加痛苦。

如果心理医生跟你一起对施虐者或生活中对你不好的人
表示愤怒，你可能会得到一些安慰。但是，扪心自问，这样
做对你真的有帮助吗？你的目标并不是讨厌"敌人"，而应该
是找到不论你欢喜还是愤怒都值得信赖的朋友。你要确保自
己接受的治疗能够帮助自己学会管理情绪。

其实还有一个方法可以帮你学会管理情绪，那就是学习一门叫做 DBT[①]的认知行为治疗课程。这门课程提供了很多理念和练习，它能让你训练自己积极应对负面情绪，但它并不能让那些情绪烟消云散，而且有时还可能加重病情。然而，如果你成功地防止了自己做傻事，比如伤害自己或者跟朋友绝交，这就能保护你不会再次受到伤害，并且会过得更好。

如果你的家人或朋友因为虐待而产生了负面情绪，那么给出自己的建议，教他们更好地管理情绪，这样比试图消除她的痛苦或者为她的痛苦承担责任更有用。如果你认为自己有责任，仔细想想自己能够控制什么，然后道歉。但是，不要盲目地忍受他们的发泄、谴责和卑鄙行为。

你应该提醒自己，你和他们都不应该遭受痛苦，他们必须学会管理负面情绪，否则只会更痛苦。你要主动去了解 DBT 或者其他管理负面情绪的认知行为疗法，鼓励他们也这样做。然后，你们不要再进行负面谈话了，试着引导她走向积极的方面。

我建议，受虐者不要为了宣泄情绪而向家人说出（自己受别人虐待 / 骚扰的）事实。相反，你应该权衡这种做法的

---

① Dialectical Behavior Therapy，辩证行为疗法。——译者注

利弊。如果和盘托出是防止再次遭受虐待的唯一方法（或者你是一名记者），那么揭露罪行当然有必要。否则，对朋友和家人坦白就像是捅了马蜂窝，他们无法接受残酷的真相。这会让受害者感到更加孤独，或许会引发冲突。对于受虐者而言，重要的并不是直播真相和惩处罪犯，而是得到大家的支持和理解。

其实并不是所有的受虐者都会产生负面情绪，但是，大多数人肯定会感到痛苦、焦虑，产生不信任感。即便面对最好的心理医生和朋友，这种不信任感也不会凭空消失。当他们能够忍受这些情绪，并且找到继续活下去的理由，他们就真正战胜了创伤。可能负面情绪还是会存在，但积极行动才最重要。

 快速诊断

无法实现的愿望：

◈ 一个没有虐待的完美新世界；

◈ 不再感觉痛苦、怀疑和自怨自艾，不希望有坏人坏事；

◈ 通过宣泄的方式或者更快的方法康复；

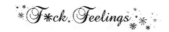

◈ 通过惩罚施害者或者精心策划的复仇等方式康复。

切实可行的目标：

◈ 加强安全措施；

◈ 控制自残行为；

◈ 多了解正面观点；

◈ 对将来充满希望。

可以采取的方法：

◈ 一旦遇到虐待儿童的事，立刻报警并制止；

◈ 不要对强烈的负面情绪或别人的观点反应过激；

◈ 当你的负面情绪泛滥时，践行那些让你对目标和
价值观坚定不移的方法；

◈ 找到能促进自己进步的支持者；

◈ 为自己取得的成功感到自豪，尽管你还面临持续
的压力，同时会感到绝望或受伤。

你的脚本

当你感觉自己因虐待而恐惧和绝望时，你可能会跟自己或别人说……

亲爱的：

　　我觉得生活就是狗屎，我最在乎的人却没有真正尊重我的付出。我知道自己有可怕的童年阴影，这甚至让我的择友标准变得更加苛刻。我还会继续避免_____（喝酒、嗑药、跟狐朋狗友鬼混）等行为，我会跟志趣相投的人约会。我会继续努力工作，并回顾那些能让自己想起生命中珍视的事物。

不公平，是生活本来的样子

　　只要你不到七岁，那么你就应该得到自己想要的事物，尽管大多数人对此都期待过多。小孩经常会用"是否公平"作为主要论点来索取自己想要的和回避自己不想要的，这就是他们的争论经常会以眼泪结束的原因。

　　你以为只要自己挺身而出向政府机构申诉，就可以得到应得的事物的话，那么这个世界未免过于美好了。事实上政府也跟凡人一样有缺点，因此关于公平的争斗才会经久不息。当父母都是权威时，他们只需要告诉孩子，生活本身就不公平。但是，当一个成年人控告另一个成年人的不公平行为时，这就意味着某一方是坏人，而且由此导致的腐败比出局更严重。

如果你为要求老板支付合理的工资而理直气壮地罢工，这可能会让你丢了工作；如果想让配偶理解你的想法，你可能只会得到冰冷的回应，而且事后你们夫妻都要去看心理医生。如果你明确地知道自己要什么，在将它当作目标或是事业前就应该三思而后行，因为这种"要什么"很危险。

如果你竭尽所能推进自己的事业最后却还是一无所获的话，停下来，思考一下那些阻碍你成功的人们都持什么态度，你过去的行为如何。你几乎总能发现，他们的价值观都难以改变，而且他们不会同意你所认为的公平。如果你争论说自己对于公平的想法比其他人更有道德分量的话，他们可能还是会报以同样的回应。最后，你越是正确他们就越是讨厌你。

因此，不要气急败坏，看看是否可以通过合理的动机而不是歉疚和公平的方式来争取被公平对待。或者如果你必须接受搞砸一切的痛苦的话，看看是否可以及时结束。当然，后一种选择会让人感觉生活极其不公平，但是作为成年人，我们必须接受生活本来的样子。

生活从来就不能保证你受到的待遇一定是公平的。但是，即便在极其不公平的混乱市场上，你也可以成为一位既世俗又优秀的参与者。只要假设没人会看到你处事的方式。而且得到自己应得的其实是一件幸运的事，虽说这并不是你的权利。你可以认为自己被粗暴对待了，你也可以选择休息片刻，然后重整旗鼓以便在不公平待遇中反败为胜。

如果你应该得到公平对待却没有得到时，下面的事情就可能发生：

※ 你知道自己的权利并且自信地表达出来，赢得了最终的胜利；

※ 被上级机关（人力资源部或法庭或耶布斯）保护；

※ 坚持不懈直至让对手精疲力竭，感到自我满足；

※ 得到自己应得的，从而信心满满。

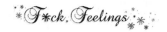

人们许下的愿望包括：

◈ 有让令人信服的体制更好地为自己服务；

◈ 得到自己应得的；

◈ 让体制更好地为每个人服务；

◈ 让老板知道什么是公平。

下面是三个问诊例子：

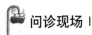 问诊现场 I

一年半前，主管许诺会给我升职，但他却食言了。与此同时，主管提拔了他的老哥们。我的业绩表现非常好，尽管当我提出异议时，老板也心存不安。但他在这之前从未觉得有什么不妥。现在我在纠结是否要和人力资源部讲出这个事实，或者先跟老板谈谈这个问题。我想成功获得升职加薪，让主管知道这是我应得的事物。

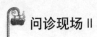 问诊现场 II

老公说他每天晚上都需要出去玩的原因是他工作

很辛苦，如果不出去发泄的话就会疯掉。但是，我同样在辛苦地上班。每天晚上，他都把我跟孩子丢在家里。我跟他说这不公平，他却说我太爱唠叨，这也是他不爱待在家里的原因之一。他不喜欢我给他太大的压力去做一个超级奶爸。我想让他意识到自己是一个不称职的丈夫和父亲。

问诊现场 III

我的父母非常溺爱弟弟，认为他什么都是对的。他们总是让我花时间陪他，增强他的体质。实际上，弟弟就是一个酒鬼混球。我也爱他，真心希望他能够进步。最让我不爽的是，父母而一旦认为是我惹恼了弟弟，就会跟我发火。有时候，我真想让他们全部滚蛋。我想重新建立跟父母的关系，不要再被弟弟的需求扭曲了，那样很不公平。

不公平待遇经常会相互传染。很多时候当你认为别人待你不公平时，对方可能也觉得自己面临着不公平的压力。在这种压力下，他不得不做出艰难的决定，向你索要一些你没义务提供的事物，否则他会认为自己没有得到应有的理解和尊重。就像中国有句谚语："来说是非者，便是是非人"。

从自己的视角来看，你可能名正言顺且理由充分。但是对于占领了道德高地的人来说，你未必那么有理。争论公不公平有可能会引发不良情绪，让人们陷入恶性循环中，并且会伤害身边每一个人，通常弱者比强者受到的伤害会更大。确实，如果你越正确，和你争论的另一方越是怀疑自己，那么他的回应也就越不公正。这就是为什么表达不公平的感受是危险的举动。

一旦你知道别人——老板、配偶或同事——不赞成你关于公平的想法，那就不要说话了，想想措施。即使你想出了惊人之语，也不要再列举证明自己才正确的理由。相反，寻找合适的时机承认别人的视角，并据此修复关系。

不论你的真实感受是什么，都不要批评别人的观点反映了自私、懒惰或其他不良的价值观。相反，表扬他善良优秀的一面（至少理论上是这样），这能够激励他，那么他就不需要证明你是错的。你们意见相左，只是看待问题的方式不一样罢了。

但是，这样做的话可能就没有其他诱因供你利用了，比如老板可能会忽视你的贡献、挑剔你的工作。尽管你可以自抬身价，或者猎头公司早就想挖你过去，若你告诉老板自己非常喜欢这份工作，欣赏他的领导风格并且巧妙地暗示自己很想留下来，那么老板炒你鱿鱼前也会有所迟疑。

当你没办法得到公平待遇时，请避免争吵，判断一下你是否相信自己的观点正确到不需要进行验证。如果真是这样，问问自己想对此采取什么措施。你可能想要找一份更好的工作，可能跟搭档说要么好好干要么就走人，或者拒绝朋友或家人的劝说……坚信自己对公平待遇制定的标准，即使没有办法达成，这也能够让你可以坚守底线并采取独立行动。

如果你自知无法获得公平待遇，就此闭嘴会让你感觉很沮丧，还可能会让你有挫败感。实际上，你不过是在为两类人的行事风格牵线搭桥，他们的大脑构造大相径庭且文化背景也截然不同，那么对公平的看法自然有天壤之别。

如果你继续坚信自己的价值观，选择回避冲突和欺骗，那就判断一下自己在现有的选择中能够做些什么，这样你就始终可以从自己身上得到最公平的待遇。

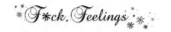

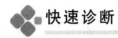

快速诊断

无法实现的愿望：

◈ 每个人都能被公平对待；

◈ 建立一套可以改正那些不公平行为的权威体制；

◈ 相信正义利大于弊；

◈ 最终被证明无罪时的满足感。

切实可行的目标：

◈ 幸运的话，通过辛勤工作增强自己的实力和市场
价值；

◈ 找到一位跟你在公平问题上眼光一致且有能力做
决定的人；

◈ 公平对待自己，不要被感觉控制；

◈ 该沉默就沉默。

可以采取的方法：

◈ 当你的公平想法威胁到别人时要大胆承认；

◈ 如果道德认同的作用着实有限，那就通过真诚表
达来消弭威胁；

◈ 进行交易的资本应该是你能提供什么，而不是双方就公平达成的共识；

◈ 不要因为自己无法保证事情公平地发生在每一个人身上，就认为自己被打败了；

◈ 即便你能控制非常少的部分，也永远不要停止努力让世界变得更公平。

你的脚本

当你觉得非常不公平时，可能会对自己、食言者或规则制定者说……

亲爱的：

　　我觉得 _____（最好的朋友、老板、父母、伙伴）对于公平的想法冒犯了我，这让我简直火冒三丈。我知道他们现在对自己眼中的公平深信不疑，对此我并不感到奇怪。如果我们的关系因为 _____（爱、孩子、雇不起打手或律师）而要继续维持下去，那么我会主动弥补，我会重新定义公平并且去做应该做的事。

鬼话，"以牙还牙"只会更糟

如果你熟知科幻小说、奇幻小说、布鲁斯民谣乃至《我是蒂娜》[①]（I, Tina），那你肯定知道名望的威力。名望代表着身份和名誉，而有名望的人通常是被人攻击的对象。一旦某人知道你的真实身份，你就暴露了。

没有什么比自己的名誉受到谣言的攻击更让你感到无助和愤怒了。即使法律可以保护你，但在成功捍卫自己的名誉之前，你将面临旷日持久的战争，而且在此期间，你会非常脆弱。至少现在是这样，看看蒂娜·特纳（Tina Turner）的经历，你就知道了。

造谣中伤你的人通常都相信自己所说的话，即便那些事都是无中生有。相信你可能都已经忘记了一个事实：人们认可某件事的真实性是因为他们相信那件事。如果有人诚恳地说某事发生了，你想要证明它其实并未发生基本不可能，除非事发地安装了二十四小时监控。而如果你对此大声质疑，这只会让别人更加怀疑你。

[①]《我是蒂娜》（I, Tina），是美国摇滚女性艺术家蒂娜·特纳（Tina Turner）的自传。——译者注

如果你愤怒地对别人的诽谤表示抗议，那么看起来更像是被别人说中了要害。与此同时，这次诽谤可能会引发来自相关机构对你的调查、指控和诉讼。他们还可能会禁止你跟孩子见面，或者要求你支付警卫和监视的费用，或者为其他昂贵的服务买单。你越是想洗脱罪名，就越有可能扩大伤害范围。

有时候，即使你知道自己没错，诽谤还可能让你怀疑自己。如果你做了一些让别人难受的事情，想要对此无感也很难，因为你会忍不住地考虑让结果变得更好的做法，特别是当控告者是家人或者你信任的人时。最终，你会在安抚控告者的情绪和进行交流上纠结，而不是认清事实——他们歪曲了事实，你没有做错什么——因而你没有理由对此产生负罪感。

一旦你知道自己根本没希望能感觉好点或者控制诽谤给自己带来的伤害，这让人很不爽。但是，这有助于挽救糟糕的局面，让你更加现实，不过这都需要你耐心等待以及搜集信息的意愿。只要你活得够久，有详细的记录，相信自己制定的是非标准，大多数谎言都会不攻而破。若想要顺利地活下去，你就必须接受这种不公平，就要接受你奋力反抗的不公平可能也会发生在好人身上。

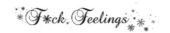

忍受诽谤就像是抵抗癌症。这在一段时间内几乎会占据你大部分的生活，而且会给你带来痛苦。即便如此，那也并不意味着你做错了或者没有尽力抗争，因为不论你是否患有疾病或者是否会因此而死去，你个人品质丝毫不会受到影响。

不管经受多么大的痛苦和耻辱，你都要坚定地进行抗争，这才是真正决定你是谁，才能真正决定你在洗脱罪名后究竟能走多远。

以下事情应该发生在谣言受害者身上，但经常都不会发生：

※ 快速调查后被证明无罪，然后无私地原谅造谣者；

※ 不管是字面上还是感情上都没有付出毁灭性的代价；

※ 有机会解释自己了解的情况；

※ 拥有基本隐私权，不被别人设计。

人们许下的愿望包括：

◈ 让控告者、警察、媒体、法官、亲戚、小报和其他德高望重的所有人都理解你；

◈ 证明自己很无辜，无需漫长的等待就展开法律程序或者被证明无罪；

◈ 当感觉自己确实有错在先时，不会感觉就因此遭受
可怕的惩罚；

◈ 让孩子不要面临家庭破灭或互相侮辱的争辩。

下面是三个问诊例子：

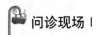 问诊现场 I

　　一直以来，每当老婆心情不好时都会贬低我。但是，我还是能和她继续凑合着过下去，因为我爱孩子们。每个人都知道有时候她很歹毒，但大家都忍受着。我一直都认为她是刀子嘴豆腐心。当一个月前她把我赶出门，且告诉法官说我打了她，因此申请限制令时，我非常震惊。事实上，她经常打我而我从来没碰过她。所以当我向警察局求助时，我非常生气，因为我感觉他们更相信我老婆。她不把我的工具还给我，这让我无法工作，我不知道怎样才能请到律师。我简直无法相信自己会被她这样对待。我想逃离这座谎言大山的压迫，可以再次见到孩子。

问诊现场 II

母亲说她再也不会跟我说话了，因为我欺骗了她，而且她患了癌症我也不照顾她，但事情不是这样。她经常虚构一些事，然后自己对此深信不疑，家人都知道这回事。即使这样，也没有人挺身而出反抗她。因此，每当家庭聚会我应邀出席时，她就会想方设法躲着我。亲人之间疏远关系是一件很痛苦的事。我很担心在她去世前我们是否有机会重归于好或者进行道别。我希望家人能够了解真相。我想在她去世前结束这个疯狂的冲突。

问诊现场 III

我的前夫是位极品。我们的离婚非常具有戏剧性，因为牵涉到了限制令。但是，我认为离婚后他就再也不会烦我了，因为法院已经解决了我们的财产问题，而且他再婚了。然后我注意到有人在匿名写一些关于我当房产中介的负面评论，并且贴在各个网站上（比如 YELP 点评网，列表网等）。现在，潜在客户因为听从其他客户的建议在网上搜索我的名字后就果断跳单了，我知道这都是前夫做的事情。我想保护自己不受恶毒流言的攻击，那样有毁我的专业名声。

当你被某人的谣言中伤时，最大的错误就是以为谣言中提到的事情都是错误的。你以为用真相来回击就做对了。不幸的是，这种做法就相当于违反物理定律或者从核灾难中创立新秩序一样，根本不可能成功。考虑到起初的局面，现在你会让局面更加混乱。

不幸的是，没人能真正保护自己不经受这种创伤。你表达自己的愤慨只会让敌人感到舒服、开心甚至兴奋。根据班尼特父女的疯狂或者能力第一定律——在疯狂的局面中尝试将理智强加于人只会让局面更加疯狂。

如果有可能，你要准备好在必要时与对方进行冷静的交流。不要假装漠不关心，大胆展现出自我控制的能力和无法持续关注某事的倾向。不管是谁想曲解你的意思或者让你说出抱憾终身的话，与他交涉时你都要做好记录，为真相留存照片。保持冷静，积极行动，证明自己其实跟谣言恰好相反。

如果有机会，准备好证明自己的不同之处。但是，不要用争论、辩护或说服的方式来证明。那些反对者不会认可你的看法。如果需要争论，你的律师会更懂基本规则。是的，缄默不语很难，但如果你不这样做局面会更难控制。

如果你跟孩子的关系紧张，不要惊慌失措。没有谁比孩子更重要，当忠诚之战已成往事，离婚也已尘埃落定时，你会有大量的时间和孩子修复关系，以后你会做得更好。如果短期来看，你身边什么也没有，但随着时间的流逝，你会拥有更多。

不论你受到多大的刺激或者需要花多少时间和金钱来处理谣言，你的目标不是要证明散布谣言者做错了，而是避免让自己的生活被其控制。为自己的价值观而抗争，与那些妄图限制你的人决一死战。虽然一开始他们很容易就能控制你，但往后就会很难了。

你要记住，对方越是龌龊不堪地诽谤攻击你，就越能证明你对其敬而远之是正确的做法。过去你常常认为他可能精神有点错乱，现在你知道自己的直觉没错。如果持久的、强烈的依恋会增加你们的痛苦，为什么不保持距离呢？

你无法让自己免受即刻的痛苦和面对谣言时的无助，但只要你专注自己的目标，控制好自己的情绪，努力恢复生活本来的样子，你最终一定会取得胜利。

 快速诊断

无法实现的愿望：

◈ 快速确认和证明自己无罪；

◈ 保证财产、名誉和家庭关系不受伤害；

◈ 通过说服、协商或报复来反击伤害；

◈ 不再暴怒和胡说八道。

切实可行的目标：

◈ 避免让事态变得更糟糕；

◈ 控制伤害并寻找盟友，必要时奋起抗争；

◈ 专注于自己的生活，而不是只知道为自己辩护；

◈ 加强自我控制；

◈ 从错误中学习经验。

可以采取的方法：

◈ 不要被愤怒冲昏头脑；

◈ 学会如何用合适的言辞维护自己；

◈ 确定什么值得为之抗争，什么可以赢取；

◈ 不要因为暴怒和恐惧而惊慌失措；

◈ 自学相关法律，寻求所能获得的最好的帮助；

◈ 振作精神，追求更长远的目标，让自己渐渐有能力摆脱纠缠，超越那些混蛋。

 ## 你的脚本

当你被诽谤时，可能会对自己或相信谣言的人说……

亲爱的：

我知道有人说我 _____（游手好闲、穷凶极恶、不爱洗澡），我向你保证这些都不是真的。我不想讨论它们，除非这样做才能保证我能 _____（正常生活、与孩子共度欢乐时光）。我并非要否认它们，而是不希望将时间浪费在抱怨这些事情上，我会将精力放在其他更有意义的事情上。

表 3.1 某些虚构的场景中不公平的情节

令人沮丧的情形	想象中的正义	为最佳情况设计的情节
在与梦中情人度过几个月的快乐时光后，他突然宣布出柜。他像扔掉一块抹布一样抛弃了你，从此你再也听不到有关他的任何消息。	在他无情地抛弃你后，不久后就被诊断出感染了一种罕见的性病。然后，他就在孤独和绝望中死去，死前还因为下体浮肿痛，很多天都无法安眠。	连续几个礼拜，你都看着诺拉·艾芙伦（Nora Ephron）的电影闷闷不乐。随后你才对约会对象有了更清醒的认识，你不能只追求梦中情人型的对象，反而应该多看看现实生活中体面正派的男人。
你面试了一份梦寐以求的工作，表现非常完美，所有的面试官都对你很满意。但是，却再也没有下文了。后来，你发现他们把这份工作给了一位并没有你优秀的人，只因为他是老板儿子的哥们。	原来，老板的儿子跟这位新员工可不只是哥们关系，他们是一对好基友。在向思想保守的老爸出柜后，俩人被气急败坏的老板赶出公司。这引起了他们的强烈抵制，影响了公司的生意。最终他们还是结婚了，并且在泽西岛成功地开了一家小狗温泉浴场。	你要记住，即便工作本应该是你的，但是你没得到这份工作并不说明你技不如人。你完全可以选择在别处继续工作，可能没有那么令人兴奋，但是至少没那么多白痴。

（续表）

令人沮丧的情形	想象中的正义	为最佳情况设计的情节
从记事起，你就跟姐姐水火不容。但是，当她突遭意外死于一场车祸时，你这才意识到自己多么希望跟她和平共处。你痛苦不堪，因为你知道自己永远不会有这样的机会了。	收拾姐姐的遗物时，你发现了她的一封信。信中她写道自己其实非常爱你，即便她忍不住跟你争吵。另外，她在信中还提到自己为你留下了几十万美金。为了纪念她，你在买了一套大房子和一匹小矮马后为她建了一座大型雕像。	你要提醒自己，姐姐不是坏人，如果她有机会的话，她肯定也想跟你握手言和。不要对不可能发生的事念念不忘。你只需记得跟她在一起的快乐时光，记得她有时候也是个很好的姐姐。

没有"本应该"和"本可以"

有时候，如果你要想从巨大的失落或伤痛中恢复过来非常困难，因为人们不仅渴望失而复得，还会对可能发生的事充满憧憬。此时产生的痛苦不仅让人难以承受，而且还会演变成持久的伤害。你会被生活的不公平所震惊，想要寻求解脱。一直以来，你都依靠自己那套道德信仰来让自己和家人继续生活下去。当你的信仰都破灭时，渴望解脱的愿望更强烈了。因此，当有人背叛你时，或者发生了一些坏事而又没人主持公道时，你就会感觉自己的世界崩溃了，好像再也无法复原。这就像一道裸露的伤口，唯有解脱才能避免感染，才能重塑你的世界。

当然，即便那些有共同信仰的人，他们看待世界和理解游戏规则的方式也不尽相同，因而最终会以自己理解中的互相背叛而告终，而且彼此会认为那是对方的错。旁观者和政府人员因为不了解事实，必须要听取多方言论而无法采取果断的行动，所以经常会帮倒忙。

所以如果某些事情以残酷的方式粉碎了你对勤劳、奉献、正义和公平社会等信仰的理解，你完全不用大惊小怪。你想要通过某些事情恢复信仰，但其实你只是需要重新树立一种不同的信仰。你臆想了善因与善果之间的必然联系，因此你就有责任驱逐这种想法，你不能继续奋力争取那些永远无法实现的事情。

一直心神不宁不是你唯一的问题，坚信别人与你持同样的价值观也是危险的，因为这会让你看不清现实。不论出了什么差错，你都感觉苦闷压抑的话，那么你就会想要寻找类似情形。你想再来一次，并希望有机会将事情摆平。你会想方设法主持公道，而不会接受既定事实。相反，你应该接受生活带给你的痛苦和教训：你信任的人可能会背叛你，而且

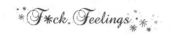

他们会认为自己没错或者他们感觉只能那样做。如果有人向你保证他们绝不会容忍坏事的发生，那么他们肯定会大错特错，因为他们只不过是在往自己脸上贴金，事实一定不是这样。有些人会因为局面太复杂而不采取行动制止坏事的发生。

因此，如果你想做好事，请慎重许诺，或者卖力地为社会出力。但是，不要认为这很容易。实际上，你可能经常会徒劳无功、被命运捉弄——好人经常都没有好报——你得不到更多的赞誉。

如果你确实陷入了窘境，对此你无能为力，只是认为这一切都不该发生在自己身上，不要过多地纠结本来可能或应该发生的事情，多想想自己能够做什么。你要记住，不公平是千真万确的事实，而彻底解脱则是一种的奢望。

对于那些无法从打击中恢复过来的人，这些事情可能发生：

※ 天使的降临；

※ 变身超级英雄，让时光倒流，然后摆平事情；

※ 犯错方主动忏悔，然后戏剧性地为所有的不公正行为赎罪。

人们许下的愿望包括：

❀ 让官方承认实际发生的事情，以宣泄情绪；

❀ 看到哪怕一点好处，而不是无尽的伤害；

❀ 弄清楚什么事情出错了，这样自己才能得到安宁；

❀ 看到恶有恶报，正义得到伸张。

下面是三个问诊例子：

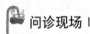 问诊现场 I

　　我的上一份工作本来接近完美，直到换了新老板。在此之前，我在团队里如鱼得水，感到非常快乐。但是，新老板来了以后，情况发生了变化。他与男同事称兄道弟，跟女同事发展暧昧的关系，却跟我擦不出半点火花。这感觉太糟了！但我无法抗议，因此合同到期后，我就离开了。但是，直到现在我还是深受困扰，因为我放弃了一份完美的工作。现在，我的工作还算凑合，但很无聊。我经常走神，总是想着如果当时不那么做就好了，没准还能保住那份适合我的工作。我想克服这种失落的感觉，不再纠结已经失去的事物。

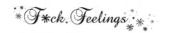

问诊现场 II

结婚快二十年，老公抛弃了我，然后跟那个他的女秘书走在一起。这让我的生活发生了天翻地覆的改变。我本以为我们的婚姻非常幸福甜蜜，自己对家庭做出了重大牺牲。结果，却换来他的始乱终弃，我实在难以接受。现在，我跟老公离婚已经超过了二十年，这比我们的婚姻还更久。我希望自己不要再那么憎恨他，却怎么也办不到。孩子们早已成家立业生活幸福，我也找到了自己喜欢的事业。但是，自从离婚后我就几乎没有再约会过。每当孩子们提出要去看望他们的父亲时，我依旧会觉得很痛苦。我不在乎他再婚了，但是，我讨厌他时至今日还能影响我。我想寻求解脱，让往事随风而去。

问诊现场 III

整整五年后，那个酒后驾车撞死哥哥的肇事者才被捉拿归案，我知道警察抓对了人。不幸的是，他是富二代，因此他能请好律师。而那名律师历年来已经

多次帮他洗脱罪名，不管酒驾还是人身攻击。我每天
都会去审判现场，怒视着这个被宠坏的混蛋，因为我
想让陪审团知道，除非他被判有罪，否则我和家人不
会善罢甘休。法律面前人人平等，不管是富家子还是
普通大众。我想得到安宁，为哥哥伸张正义。

当经历过你认为不该发生在自己身上的事后，你可能很
难走出悲痛，直到你找到一些能够抵消其不公平性的事情，
或者赋予它积极的意义。然而，你真正需要做的就是放弃所
有都不会发生的假想。

坦白讲，你明明知道很多坏事都会发生，你的潜意识却
会告诉你说事实恰恰相反。你应该对此进行反驳，而不是沉
溺于寻求解脱。与其因为不公平而黯然神伤，还不如提高自
己的能力，以便在这个不公平的世界里做得更好。你可能会
失去了一段本应该持续下去的感情，但你可能只是遇人不淑
罢了；你可能丢了一份好工作，但你上班时就已经表现得很
好了，而且现在你也知道了哪种老板不能与之共事。挑战自
己，将"本应该"和"本可以"从你的字典中抹去。

不论你失去了什么美好事物，都要想想自己为留住那份

美好所做的贡献，而不是苦思自己究竟做错了什么以至于失去它。不论是一份好工作、一段美好的感情还是快乐的时光，你都要更加看重自己曾经拥有它们时所付出的努力，就像明知道无法阻挡秋天的到来，也要尽情享受夏日一样，不要因为下雨没带伞而纠结。如果某人在一帆风顺时抛弃了你，很可能是他们的品行有问题，而不是你做错了什么或者失去了魅力。

死亡可能特别没有意义而且很不公平，但是，不要赋予它意义。对于大多数人来说，我们不能控制死亡，我们也最不希望自己因为死亡被铭记。我们的生命之所以充满意义，取决于我们活着的时候做了什么，而不是我们如何死去。因此，请关注逝去的人生命中的闪光点以及你们相处时的美好时刻，而不是关注死亡有多恐怖或者你们永远天人永隔了。

如果你一直认为生命充满遗憾，一直渴望寻求解脱，那就想想体验美好事物的代价以及不愿顺其自然的危害。不论何时，只要你有太多时间去思考，你的脑子可能就会充满"本应该"发生的事情，因此不要让自己闲下来。将自己的人生观变为：无怨无悔，渴求公平但不强求。

有些人一直都想寻求解脱，就像幻肢症患者一样。如果你也是如此，就要学会与生活妥协。就算生活一直会捉弄你，你也不能丧失改变生活，将其越变越美好的能力。

 快速诊断

无法实现的愿望：

◈ 恢复自己的信仰，坚信事情终究会解决；

◈ 坚信事出必有因；

◈ 期望正义、公平、世界和平等；

◈ 得到解脱或者宽慰，即等待厄运自行消失。

切实可行的目标：

◈ 失去本来属于你的事物时要坦然接受；

◈ 无法控制自己的幸福或者无法留住好时光时也要
  坦然接受；

◈ 摒弃这样一个错误的观念：好人比坏人更有权利
  拥有美好的生活；

◈ 抱憾终身地生活而不考虑它的重要性。

可以采取的方法：

◈ 对抗消极的有关"本应该"和"本可以"的思想；

◈ 想想自己怎样才能展示做了好事和享受美好时光的能力；

◈ 学会忍受遗憾和需求，而不要赋予它价值或被它控制；

◈ 直面不可避免的不公平待遇；

◈ 消除疑虑，让自己明白其实你不用对失去的事物负责。

 ## 你的脚本

当你寻求解脱时，你可能会对自己或别人说……

亲爱的：

　　我永远也忘不了自己曾经有过 _____（一份体面的工作、一个好配偶、一辆豪车、安全感），现在我需要想办法恢复对生活和自己的信心。我也知道生活是个笑话，我没做错什么，不该承受这一切。如果我不能 _____（移民外太空、进行整形手术、找到神秘的巫师相助），那就必须接受我无法保护自己免受厄运的事实。我要学会忍受负面情绪。如果我想寻求解脱，那么我会自行了断。

建立公正社会当然是每个人的愿望，而且很多人将此作为奋斗的目标。有些人歌颂那些渴望建立公正社会的人，但他们却不愿接受公平正义在一般情况下根本不可能实现的现实。但是，否认公正毫无疑问会增加痛苦、挫折。我们应该接受不公平和不正义，永不放弃做一个公正之人，即使那样做你和家人会面临灾难。另外，这能够帮你应付混乱局面并在自己的小圈子里推行秩序和正义。

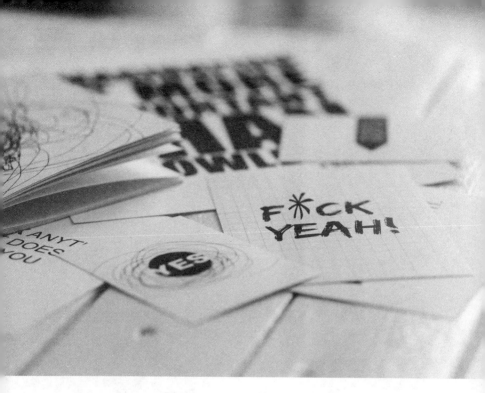

04

当你有一个做"圣母"的机会

助人为乐无疑是人性中闪闪发光的优点。然而在发挥这个优点时，有的人总是"用力过猛"，给自己和他人都带来了不少的压力。要知道，你不是"圣母"，不能事事都搭上帮手。即使你有机会做一次"圣母"，那也要掌握正确的"姿势"。

F*ck Feelings

要改变一个人的最好方法
可能就是杀死他了，所以，
停下来吧。

　　乐于助人被认为是更高级别的善良。它算得上是利他主义的一种表现，给人感觉很好，但也充满危险。

　　实际上，利他主义几乎都能让事情变得更糟，但大多数宗教领袖、心理医生、政治家和社会改良家都强调说，释放善意就能帮助他人。与此同时，历史上却有很多怀揣美好愿望帮助别人——从传教士到军人到奥施康定止痛药的研发者——却最终置人于死地的例子。

　　事实上，想要帮助别人的愿望会让我们不计后果地去改变别人。众所周知，那些目标明确且乐于奉献的"假帮手"通常会为了保护人们不遭受精神创伤而宁愿杀死他们。如果你为了拯救灵魂而要消灭肉体，那就大错特错了。

确实，其他人需要而且应该得到我们的帮助，而且我们也有一定责任帮助他人渡过难关。但事实上，我们应该就帮助人这个事情达成一种共识——当某些人需要我们的帮助时，不论他们发生了什么，我们都要负责到底；而当我们不提供帮助时，他们就要靠自己，我们根本没必要产生负罪感。

我们之所以不会干脆地许下承诺，是因为我们根本不知道自己应该做些什么，以及不确定自己是否做得太多。大多数时候，生活也是处于中间灰色地带，而这通常被大多数人所痛恨，因此你必须少做多想。

很多助人为乐者天生就不爱进行成本—收益分析，他们活着就是为了帮助别人，而且认为那些进行风险效益评估的人员非常冷酷无情。他们很乐意牺牲自己整个家庭资源来帮助一个患有绝症的孩子，但对自己孩子的健康及福利却不闻不问。确实，为了别人的利益牺牲自己非常高尚，但也不能置自己的利益和风险于不顾。不假思索地帮助或者不考虑周全就一口答应，可能带来副作用，比如误导、滥用资源和增加自身风险。

你应该学会控制自己乐于助人的冲动，除非你愿意承认它可能会带来伤害和邪恶。其实有很多方法能够帮你控制这种冲动。因此，如果你想要获得帮助或者更好地帮助别人，那么就请继续读下去。

别人不笑，你也没必要哭啊

如果给予的天平上一端是"捐肾"，那么另一端就应该是"让别人微笑"。即使你在物质上无法帮助别人，至少可以在精神上抚平他们的伤痛。但是，当这种举措无效时，你非但不能让别人感觉更好，反而会让局面更加混乱。

我们很多人都认为让心爱的人得到幸福是自己的责任。这要么是因为我们本身就喜欢负责，要么是因为不这样做我们就会心生内疚，或者可能只有让别人幸福了，我们才会快乐，才能实现职业目标，抑或是仅仅为了实现利他主义。而这就意味着当他们不笑时，我们就会哭。

但是，生活的真相是：不论我们的动机多么高尚、与他人的关系多么亲密或者承诺多么美好，我们通常都无法让其感觉更好。比如，有人就是会因为不幸、身心疾病或自己无法控制的自虐行为而感觉痛苦。如果他们自己、他们的至亲至爱之人和专业人员都无法解除这种痛苦，那么你也不能。

即便你出于好意选择主动承担责任，这也并不意味着你就有能力帮助别人。这只能说明你可能会让事情变得更难解决。如果感觉自己没有帮到别人，你也会受伤害。

我们之所以会责备别人，完全是因为天性。当不开心时我们就会寻找一个人——心不在焉的妈妈、痛苦的童年以及有复仇心理的前任，甚而波及总统和当地的运动员——来发泄不满。人们选择婚姻的另一个重要原因，就是找到一个可以责备的人。但那并不意味着有人该为我们的不开心负责，不论是父母、政治人物还是球手。我们感到不开心，完全是个性、基因或者时运不济使然。

知道自己并不能让别人开心极其重要，只有这样，你才能制定出一个具有建设性和实践性的助人为乐目标。学会接受自己最终能够减少伤害并让别人感觉更好的事实，哪怕别人都不做。

下面这些是你想要拥有但却缺乏的：

> ✳ 让别人感觉良好，至少不要看起来时刻想要自杀；
>
> ✳ 列出一张心理医生的名单，上面的医生都绝对有能
>
> 　力悉心为每个病人服务，而且绝不允许病人中断治疗；
>
> ✳ 有退款保证的抗抑郁药、心理治疗和励志视频；
>
> ✳ 让别人感觉除你之外的某人有义务让他们开心。

人们许下的愿望包括：

❂ 一切努力都失败后，用合适的语言或治疗方法让别

　人感觉更好；

❂ 让不开心的人明白别人已经尽力地在帮她，现在她

　需要自强；

❂ 让不开心的人做一些让自己高兴的事；

❂ 对自己无力帮助之事不会感到内疚和无能为力。

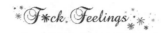

下面是三个问诊例子：

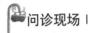 问诊现场 I

　　我讨厌自己不能帮助 17 岁的儿子治好抑郁症。我和妻子的当务之急就是让他感觉好些，但我们所做的一切都收效甚微。医生说似乎找不到能够治疗他抑郁症的药物，心理医生也束手无策。儿子虚弱地开玩笑说我们看起来比他还忧郁，他为自己的抑郁症给我们带来的困扰而深表歉意。事实上我真的非常担忧。我想不顾一切地找到方法帮助儿子。

问诊现场 II

　　多年来，我跟母亲相处都十分融洽。但是，自从她患上老年痴呆后，我经常感觉非常无助。她总是认为有人破门而入偷她的东西，而且抱怨我不愿意为她做任何事情。她整天惴惴不安，感觉自己被抛弃了，对此我无能为力。母亲的律师说，我不能强制她接受治疗或者搬过去照顾她，除非她病症加重。我想减轻母亲的痛苦，让她不要受伤害。

📌问诊现场 III

　　我被前男友吓得半死，如果他自杀了，那就是我的错。我们交往前，我就知道他曾经患有抑郁症。但当我决定跟他分手，他却说自己想自杀而且每天晚上都想酗酒。我劝他去看医生，但他说只有跟我说话才会感觉好些。我希望通过打电话的方式说服他不要再酗酒，然后去看医生。我不想跟他的自杀扯上关系。

　　如果你总是认为自己有责任让别人感觉好些，那么一旦他并没有感觉更好，你们两个人都会非常内疚。这样会耗尽每个人的精力，直至你和受害者都成为彼此的伤痛。最终，你还会对自己想要帮助的人发怒，然后因为发怒而生自己的气，而且还会因为别人没有伸出援手而生气。如果你不懂得该何时放弃"为别人带来快乐"的目标，就很可能会陷入愤怒—内疚—治疗的恶性循环中。那时你还会发现自己也会被朋友改变，因为他们都会想方设法地帮助你，然后你整个人都不好了。

　　在你想要减轻别人的痛苦前，问问自己是否有把握做到。

　　如果使用自己的方法，你是否就能确定受助者能够长期承受无药可救的痛苦。与其因为自己帮不上忙而沮丧，或者好奇他不能表现得更好的原因，还不如尊重你们双方共同的努力，以及欣赏你们即使很痛苦也不影响生活的坚韧。然后你可以大方地享受这种小成功，不要再纠结失败了。如果你想帮助的人既穷困潦倒又要求严苛，那你就更值得敬佩。因为他们自己无法改变这种窘境，你不但帮不上忙，而且他们可能还会影响你。

　　你最大的功劳就是帮助一个极度绝望的人，因为你是他们的唯一动力。不论你是他的前任、孩子还是心理医生，主动承担责任拯救一个绝望的人都可能会束缚你，但只有他们才能真正拯救自己。你对他们的帮助就是告诉他们不要将活下去的动力完全寄托在爱人身上。

　　只要你不主动承担缓解痛苦的责任或者将责任归咎他人，你就可以不受束缚地去做自己能做的事。若知道苦恼不可避免，很难说每个人都会去做他们真正能做的事情。不要对此感到惊讶，因为源源不断的苦恼会让人变得消极和自责。

　　你可能无法让受助者开心，但你可以教他保持自尊的方法，让你们都能免受黑暗势力的侵袭。

快速诊断

无法实现的愿望：

❖ 你深爱的人每天都开心；

❖ 相信你有能力让某人感觉更好；

❖ 相信正确的治疗能够治好所有疾病；

❖ 相信每个人都有能力让自己感觉良好，只要他们
  肯好好照顾自己、进行冥想和瑜伽训练以及践行
  健康生活。

切实可行的目标：

❖ 知道自己已经尽力让某人过得开心；

❖ 对承受痛苦无所畏惧，不怨天尤人；

❖ 尊重常人直面苦恼并追寻价值的做法。

可以采取的方法：

❖ 弄明白何种举动对受助者会有所帮助，并做好分
  内之事；

❖ 如果有必要就改变自己的行为；

◈ 除非你认为治疗会有所帮助，否则不用；

◈ 鼓励受助者在身体素质允许的条件下去做生命中

　最重要的事情；

◈ 利用以上方法教别人赶走负面想法。

 ## 你的脚本

如果你很想帮助不开心的人，你可能会对别人或自己说……

亲爱的：

　　我无法看到自己关心的人 _____（受苦、哭泣、退学）。我认为只要我再努力一点，总能找到方法帮助他们，但我知道那很难实现。可能的话，我想通过自己的努力减轻你的痛苦。即使我的努力不起作用，我也不会认为我们很失败，我会尊重你的选择。

表 4.1 对抑郁症患者：我们经常说的
蠢话 vs 真正对他们有帮助的话

蠢　话	为什么是蠢话	有帮助的话
加油！振作起来！找回你的意志力！	抑郁症是一种病，就像癌症一样，没有人会假定你能够靠意念治愈肿瘤。	今天感觉怎么样？
我们怎么会不知道痛苦的根源？	找到痛苦的根源并不代表能够找到治疗方法，这只会带来更多的责备。你需要关注他因为长时间痛苦而产生的负担。	你感到安全吗？
看到你这样我真的很痛苦。	让一个抑郁患症者为你的痛苦感到内疚并没有什么用，不要表达你的感受，要伸出援手。	有什么需要我帮忙的吗？
你确定自己得到适当的帮助吗？	这样说又会让他们认为痛苦是自己的错，好像他们连选择正确的医生都不会。	是否有什么方法特别管用？
你不应该活得这么痛苦。	真正抑郁的人可能会说："这么说来我真该去死。"请不要过分强调痛苦的不公平性。	熬过糟糕的一天真是件大事。

用爱拯救瘾君子是个笑话

我们都希望自己所爱之人一切都好。当看到他们有酗酒或嗑药的迹象时，我们肯定会第一时间表达自己的担忧，然后要求他们接受治疗。如果瘾君子变得更加嚣张，我们就会非常生气，而后又会对此深感内疚。每个人都认为只有及时治疗才能消除别人的上瘾和我们的担忧。在提供帮助的人眼里，戒除酒瘾与毒瘾不仅是"一份礼物"，还是上帝的恩赐。

但是，基于人们通常对他人的建议都爱答不理以及治疗基本无效的事实，不停地劝瘾君子接受治疗都会适得其反。

首先，激烈的劝说通常都会让瘾君子和非瘾君子认为这根本就不是上瘾的问题，而是你自己情绪的问题。她的目标不是评估或改变自己，而是让你开心或者改变你的想法。她认为自己要对你的情绪负责，而你又觉得自己要对她的上瘾治疗负责。其实，在此过程中她对自己的幸福和自制却完全没有承担任何责任。

如果她因为你才同意接受治疗，那么这种治疗不仅作用不大，而且治疗失败后反而可能会责备你，让你更加生气。换句话说，干预瘾君子的治疗，经常都会带来更多的冲突和更猛烈的嗑药，这可能会让你陷入一个危险的恶性循环。

但是，比起下达情绪化的治疗命令，还有更好的方法跟瘾君子探论节制的问题。这需要你保持包括恐惧和愤怒的情绪。这可能让你能够帮到别人，并且降低伤害别人和自己的风险。因此，如果你因为爱或者坏运气想去拯救一个瘾君子，先扇自己两巴掌再去帮助他。

加入戒酒互助会或者找个好顾问来指导你怎样抑制想要拯救别人的本能，确实也会让你能做一些有所帮助的事情。但是，这要等到你学会如何保护自己，不会过度判断上瘾或不会无心地鼓励上瘾行为才行。因为只有这样，你才可以冷静地描述需要改善的问题以及不解决问题的后果。

控制自己想要帮助别人的冲动，这样你才能更好地帮助别人控制他们自己的冲动。

以下是你希望获得的拯救能力，但实际却没有的：

✳ 洞悉一切，能让最无知的瘾君子看清他的胡扯有多么讨厌；

✳ 博爱，让瘾君子相信你的观点，为了你们将来的关

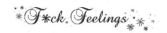

系而去寻求帮助；

✳ 成为终极辅导医生，拥有高能力可以洞察一切；

✳ 会念让上瘾者被治愈的咒语。

那些假冒拯救者表达的愿望包括：

◈ 不论瘾君子上瘾的原因是什么，都想以健康的方式
　杜绝这些问题；

◈ 帮助瘾君子理解上瘾的原理，从而更好地控制其上
　瘾行为；

◈ 让瘾君子接受有效治疗；

◈ 让瘾君子看到治疗的必要性；

◈ 弄明白人们哪里出错了。

下面是三个问诊例子：

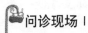问诊现场 I

　　我男朋友很好，他不会做任何不利于我的事情。我知道他有悲惨的童年，而且我也很尊重他独立长大的事实。但他每天晚上都要喝到微醺才会睡觉，周末

时从下午三点就开始喝酒。他没有意识到当自己喝多时有多可怕。他从来没有伤害过我，也从来没有旷工，而每当我提出戒酒时，他总是拿上述理由搪塞我。我预料将来肯定会出现大问题。我认为他以前并没有真正谈过恋爱，我有信心让他知道戒酒有多重要。我想让他接受治疗。

问诊现场 II

哥哥一直都是我最好的朋友，但自从他参加伊拉克战争后，整个人都变了。他因为嗑药、酗酒被部队开除，这让他非常痛苦，此后他就患上了创伤后应激障碍。从那以后，他一直断断续续地戒毒、戒酒，但是，这个过程就像旋转门。他一直没能真正得到所需要的帮助。为了让他好起来，我愿意做任何事。我想要用自己的积蓄帮他报一个为期三十天的戒瘾项目，然后让他搬过来跟我们夫妻同住。但我丈夫并不想这样做，因为哥哥上次还偷过我们的钱。我想帮助这个从小到大一直照顾我的大哥。

问诊现场 III

妻子总是唠叨着让我戒酒。我吃晚饭时喜欢喝几杯，但我会控制自己的饮酒量，过去十年来我从来没有喝醉过。她对喝酒非常敏感，因为她的父母都是酒鬼。我不想让她不高兴，但是，因为工作很辛苦，我喝酒就是想放松一下。我不想仅仅为了让她开心就放弃自己的爱好。我想让她明白我不是酒鬼。

如果你用爱或者其他强烈的情绪来让瘾君子强制戒酒戒毒，一般情况下都是徒劳无功。所以当你试图帮助瘾君子时，最好谨慎地管理自己的情绪。

将一个爱你的瘾君子调教成自信的王子，这听起来像充满了危险的童话故事。很多事物都无法治愈上瘾，爱就是其中之一，哪怕是无条件的爱。如果你不信，非要用爱拯救他们，这其实只会让野兽更加意识不到他们需要学会自控。

除了试图用爱帮助瘾君子，收容一个走投无路的醉汉是另一个错误的举动。醉汉确实不该遇到危险，但是，如果你不等他清醒或在不保证自己安全的条件下就提供为其藏身之所，他们永远也不会变好，而且你也可能遭受重大损失。

救助只会让上瘾变得更严重，除非你能控制上瘾者，并且讲清楚可接受的事情。从《戒瘾干预》①（*Intervention*）里取经，弄懂什么会迫使你离开瘾君子或跟他离婚。如果他们不接受治疗的话，向他表明你的底线（偷窃、打盹、忽视孩子或其他事情）。你要让瘾君子知道你的立场，让他务必遵守你的底线。

不要节省自己的爱，但你要知道需要做些什么才能保护自己不被上瘾伤害，包括你的救人瘾。尽量让你的关怀能够促进上瘾者清醒，而不是让对方产生过激反应。

如果对方的上瘾尚处于萌芽阶段，不要过度诊断或反应过度。与其因为你的担心而要求心爱的瘾君子变得清醒，还不如让他自己界定安全嗑药的标准值。不要为他应该做什么事情而争论不休，相反，问问他嗑药是否会影响工作或者做了让自己后悔的事。如果他不确定，让他努力清醒几个月，然后做个比较。

如果你认为自己学会治疗会有所帮助，花钱强力引入。

---

①美国的系列纪录片，记录了那些自己不能戒掉烟瘾、毒瘾的人，在亲朋好友的劝说下，参加干预治疗的故事。——译者注

但要记住，即便引入也只能针对年轻且易受影响的愣头青，至少效用上是这样。虽然这样，治疗的作用也很有限，在很大程度上这取决于个人动机，因此不要以为越多就越好。

如果治疗失败，那就向他讲明他应该清醒的理由——不是为了让你开心，而是为了和你在一起，也是为了利用他认为有帮助的一切资源。上瘾复发并不是失败，每天都努力保持清醒，只要尽力而为，那就已经成功了。

如果你无法帮助瘾君子，也要尊重自己为他付出的努力，哪怕他一直在惹麻烦。你一定要对他严格要求，不论这样会不会带来清醒、康复和成长。但是，如果你可以控制自己的救人瘾而又永不言弃，那么你很可能帮助他从上瘾中康复，还可能得到他"好！好！好！"的回答。

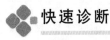 **快速诊断**

无法实现的愿望：

✦ 不用专业援助就能够让别人充分理解上瘾；

✦ 对治疗充满信心；

✦ 通过自主分享情感而获得进步；

✦ 不怕上瘾复发；

❖ 不会遇到上瘾的最坏情形。

切实可行的目标：

❖ 承认上瘾行为是无法避免且不受控制的；

❖ 明白责任和责备界限；

❖ 管理愤怒和幻想；

❖ 尽己所能帮助解救上瘾者而不承担营救之责；

❖ 知道自己什么时候该离去，知道自己已经尽力而为。

可以采取的方法：

❖ 讨论如何才能理性地思考上瘾；

❖ 确定若你跟瘾君子生活在一起必须要做出何种改变；

❖ 向上瘾者表明他们的上瘾行为有危险或者可能会带来其他损害，但不要表达负面情绪；

❖ 催促瘾君子找治疗专家，向他保证做检查就会有奖励，但他很可能会不听；

❖ 知道自己无法救任何人时，就先拯救自己。

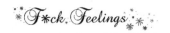

你的脚本

当你想把某人从上瘾的症状中解救出来时，你可能对别人或自己说……

亲爱的：

我本来会献出我的一切去救你，但是，那种方式看起来很可能会让我丧失一切。因此，我会检查你的
_____（健康保险、存款），我要让你知道，如果想跟我一起生活，你必须 _____（清醒、做好你分内之事、不能不可理喻地闹事）。当然，各种治疗都有可能会有帮助，但那最终要看你自己。祝你好运。

A&E 电视台长期播出的深夜节目《戒瘾干预》中观点非常明确：

（1）即便最无耻的瘾君子也有可爱的婴儿照片；

（2）确实存在吸食软毒品一事；

（3）最重要的是发自内心地跟瘾君子交谈，这才是打破上瘾魔咒的最好方法。

尽管这可以作为参考，但《戒瘾干预》的观点完全错了，

因为发自内心的恳求经常会让对方的问题变成你的问题，而你却想要扔回去。相反，你应该一对一地跟瘾君子聊，问他是否准备好承认自己的问题。

表 4.2 《戒瘾干预》的说辞 vs 可能更有帮助的话

《戒瘾干预》的说辞	可能有帮助的话
你的上瘾在以下方面会影响我……	你的上瘾在以下方面影响了我，但问题是这对你来说没什么大不了？
我不可能一辈子都盯着你，死去吧你！	你没有能力保护自己。
我太爱你了，你的上瘾简直会毁了我。	你的上瘾会赶走所有爱你、依赖你的人，只会给你招来一群貌似友好的瘾君子，他们会害你。
听妈妈的话！你欠她太多了！	试着听从自己的价值观和经验，没钱时不要再向母亲求助了。
你还接受我们今天送你的这份礼物吗？	如果你以前没有尝试过戒瘾，那你肯定会从中获益匪浅，但这都要看你的具体行动。如果，你上次戒瘾未成功，那这次就要更努力。不管怎样，如果你不能严肃审视自己的上瘾，那我就只好跟你绝交了。

搭把手，没让你把自己搭进去

　　每个人都喜欢弱者，因为我们曾经都是弱者。如果你足够幸运没有受过委屈，你可能更会认为自己有义务帮助弱者，因为帮助弱者能让你不那么内疚。你帮助他其实也是在帮助自己和整个宇宙。这就是为什么帮助弱势群体的行为既无私又自私。

　　不幸的是，我们经常很难区分什么才是真正的悲伤，因为并不是所有遭遇不公的弱者都是好人。即便你确定他是个好人，也确实遭受了不公待遇，那么保护他可能只会招致更多的炮火。这会让其他好人处于危险之中，其中包括你和你的家人。换句话说，哪怕你并不容易受骗，营救弱者也可能会让你陷入两难境地，可能会带来更多的不公平和更多的弱者，其中就包含你自己。

　　幸运的是，尽管你有帮助弱者的本能，但你也可以采取一些行动既不伤害自己又能真正地帮助他们。这需要力量和耐心，而且经常会让人感到沮丧。如果你决心要做的事能够真正地保护弱者，而不只是满足自己的私欲，那么你就能在做好事的同时而不伤害自己。

以下魔力是你在保护弱者时想要拥有，但却没有的：

* 一眼就能区分出真正的弱者与诡计多端的骗子；
* 能够预测你的保护行为会催生多少个新的弱者；
* 能保护真正的弱者，而不会伤及无辜；
* 随时飞往下一个任务，通过行踪不定来结束自己对上一个弱者的责任。

想要改变不公平现象的人，有如下愿望：

* 找到一种既有效又不会引发反击的保护弱者的方法；
* 让其他人理解弱者应该得到支持和尊重；
* 传播某人伤害别人的真相以及他们产生不公正行为的原因，并且告知大家由此带来的结果具有毁灭性且非常不公平；
* 感觉他们做了正确的事情。

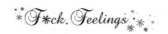

下面是三个问诊例子：

问诊现场 I

　　公司新老板想要解雇我们团队中的成员。这位成员很忠诚，而且事业刚起步时他也帮了我很多，他不应该被解雇。老板似乎比较喜欢我，但她不喜欢我为他辩护。老板可能认为我捍卫那位同事是想挑战她的权威。我不想给自己惹麻烦，我想找到一个方法可以保护那位辛勤工作的同事，不然他会丢掉工作。

问诊现场 II

　　家人讨厌我的女朋友，不是因为她带了三个孩子，而是因为这三个孩子有各自的父亲，而且都是私生子。我想跟家里人解释清楚，她离开的原因是那三个男人都虐待她。之后，她再也不会割腕自杀了，而且再也没有大量地吃止痛药了，我为她深感骄傲。我认为家人应该跟我一样将她看作一位曾经被虐待但现在又重获新生的人，因为她最终遇到了我。我想让家人不要对她那么刻薄，别再打击她的自信。

问诊现场 III

　　我是一所高中学校的辅导员，主要职责是帮助问题少年，不论他们是否触犯法律。我认为跟其中一个情形特别的孩子建立正面关系对他非常有帮助，因为他特别需要关心。我的同事却认为我不应该这么做，因为被抱养的孩子总是惹麻烦，而且他的前几任养父养母都虐待他，甚至他还趁上一位辅导员在外度假时非法闯入她家里。我已经开始慢慢理解这个孩子了，他做每件事都会被责备完全是因为他的成长环境太差了，每个人都对他不抱任何期望。我想信任他并增加他的信心。

　　帮助或保护弱者可能会遇到暴力事件，也可能会将你从保护者变成受害者。

　　在帮助某位弱者前，为了降低风险，首先，你要弄清楚前一任保护者都遭遇了什么。他们可能经常会碰到有强大背景的坏人，或者是回到恶棍男友身边的落难少女，抑或是将抱怨记录在案的辅导者。你可以试着跟前辈谈谈，努力查明真相。尽管听到多个版本的故事可能会让你非常头疼，但信息至关重要，这样你才能预估对方应该得到的帮助以及可能会出现的后果。

其次，调查弱者的背景，不论他们看起来是多么无辜。不要指责他们遭受的厄运，找出原因，比如精神疾病和上瘾。如果确实如此，那么长远来看，除非他们克服自身的病症，否则谁也不能拯救他们。你要对那些过于悲催以至于显得不太真实的故事保持怀疑。

最后，记住其他重要的事情——首先保全自己，保证自己的独立、安全和稳定，即便这会影响你的战斗力。不要急于开始行动，除非你能确保目前保护弱者的任务不会危及其他任务，就如同上文中提到的落魄少女。她可能原本就是个混球，最后反而会恩将仇报偷了你的笔记本电脑。因此按照定义，有些遭受伤害的弱者会变成混蛋，反过来伤害你，而你的任务就是保护好自己。

真正能够帮助那些遭受不公平待遇的弱者的机会比较有限，但如果你有良好的洞察力，就能很好地把握住机会。仔细鉴别事实的过程可能会既繁琐又痛苦，也没有英雄救世般的成就感。但是，即便你无法保护别人不遭受不公正的待遇和伤害，也要尊重他人为维持公正所做的努力，同时继续做一个善良坚定的人。

 快速诊断

无法实现的愿望：

◈ 知道哪些人应该得到保护，哪些人会从中获益；

◈ 有能力保护那些需要保护的人；

◈ 有能力保护自己不受伤害；

◈ 有能力保护人们不会反复受到伤害。

切实可行的目标：

◈ 适当地帮助那些被虐待的人；

◈ 培养自己学会面对复杂多变的情形；

◈ 明白自己可能帮不上任何人的事实；

◈ 不论有多大的压力和冲动想要保护别人，都要按照自己的计划行事；

◈ 尊重别人默默承受不公平的选择。

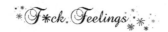

可以采取的方法：

◈ 寻找收集信息的有效方法；

◈ 进行严谨的风险评估，包括由弱者的坏习惯所引发的风险；

◈ 进行严肃的政治评估，包括事态扩大和可能遭受报复的风险；

◈ 不论你能否改变现状，都要尊重那些选择承受不公平的人。

 ## 你的脚本

当你冒险营救遭受不公平的弱者时，你可能会对他说……

亲爱的：

当你被 _____（老板、前任、街头巷尾的飞短流长、国税局、福克斯新闻）不公平地伤害后，我非常乐意帮助你，但我也 _____（要养家糊口、很容易被攻击伤害）。我会查明事实，同时也会努力掂量自己的实力，看看是否要用隐晦的方式帮你。即便帮不上忙，我也尊重你继续专注生活目标和价值的做法。

和事佬，该出手时才出手

所有的"拉锯战"中，只有和事佬才应该被诅咒，因为冲突经常会带来伤害，而和事佬可能会在此过程中获得潜在好处。如果交战双方都非常强大，那么和事佬成功息事宁人的话就会感觉非常刺激。但这也非常危险，有时还可能会激化矛盾，因此和事佬并不好做。

你以为自己做和事佬只是出于责任心，想要帮助双方调解矛盾。但最后你会发现自己很快要变成了倾听情绪垃圾的黑洞。

如果你决定调解一场存在已久的矛盾，有人却认为这件事情值得有人为此付出代价，那么一旦你将要取得成功时，他们就会出来搅乱局面。最后，冲突双方可能都会讨厌你。但是，只要你不在意成败且幸免于难，那么你就可以借此功成身退了。

因此，你要考虑清楚之后再决定是否当和事佬。进行调停前，你首先要学会控制自己当和事佬的冲动，然后学会必要的冲突处理技巧，最后学会避免伤及无辜和明哲保身。

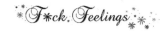

以下能力是你在调停时想拥有，却不具备的：

✳ 魅力超凡、沉着冷静，每个人都渴望得到你的认可；

✳ 强烈感受到争斗双方的痛苦；

✳ 有能力让矛盾双方化干戈为玉帛；

✳ 武力非凡。

人们表达的愿望包括：

❧ 保护争斗者及其家人不遭受冲突的伤害；

❧ 消弭家族之间或者群体之间的冲突；

❧ 解决和自己有关的问题；

❧ 不论多么困难都要让大家坐下来找出解决矛盾的方案。

下面是三个问诊例子：

问诊现场 I

父母离婚时，我非常兴奋，因为他们不停吵架，我快住不下去了。自从和平分手后，他们各自也变得非常平和有爱，我很享受跟他们单独在一起的时光。

但直到今天，他们碰到一起还是水火不容，这就意味着我必须平均分配他们与孙子的相处时间。他们都坚持说这不公平，也不会为了孩子在共同出席的重大场合停止争吵。也许我应该带他们去接受心理治疗。我想让他们握手言和，这样才可以参加家族聚会。

问诊现场 II

我有两个很聪明的手下，他们的工作表现都很好，但却不能和平相处。他们个性相同，却都认为对方的问题和要求非常愚蠢过分，然后就来向我投诉。我向人力资源主管求助，但调解并不起作用。我喜欢开放式的管理风格，他们也从不放过任何机会向我抱怨对方的错误。我想让下属开开心心地工作。

问诊现场 III

我最好的朋友脾气很差，她对自己处于青春期的儿子非常专横，我却没法让她意识到这点。她把儿子当成可耻的骗子，因为他经常撒谎。但我认为他是个乖巧聪明的孩子，只是注意力难以集中。他说自己撒谎是因为害怕母亲反应过激。如果我说她太过吹毛求疵，她就会认为我多管闲事，而且想要破坏他们母子的关系。我想帮她发现自己的问题。

在全面评估当和事佬存在的风险之后，你要为矛盾双方确立提升彼此幸福感的目标。同时，为了避免让自己成为众矢之的，尽量不要轻易答应处理他们互相指责的恶行。你应该建议双方从实际出发，对可能发生的坏事做好心理准备，然后等他们认为握手言和更符合各自的利益时，你再去当和事佬。

尽管这样显得你很鸡贼，但这是保护自己的一种手段，你不用感到羞愧。如同美国可以强行制裁伊朗，你也可以限制矛盾双方的具体行动。你可以明确地表明：如果他们不各退一步，你就会进行惩罚。但你要明白，对他们进行限制和处罚，都只是为了缓解冲突。如果矛盾得以解决，他们能掌握控制情绪的方法，那你自然就会解除"制裁"。

如果矛盾双方其中一方咄咄逼人，不要试图保护弱势的一方，因为这更会激化矛盾。相反，你要告知强势者，攻击弱势的那方可能会波及整个类似的群体，甚至会遭到他们的消极抵抗和反击。比如上述案例中，与其质问母亲是否爱自己表现不佳的儿子，还不如对此事表达关切，告诉她那种激烈的表达方式可能会让两人的关系陷入僵局，而且会让她的儿子更加厌学。如果她恰好也同意你的观点，那你就可以提建议了。

向矛盾双方讲清楚可以减少彼此敌意（却不用停止抱怨）的方法。你并非让他们不要互相讨厌和怀疑，而是不要再用具有攻击性的行为或言辞表达自己的情绪。不论你有多么渴望和平，也不要承担超出自己能力范围的调解任务。因为这不仅不能解决问题，还会让你精疲力竭。你只需要对冲突事件提出自己客观的想法就行了。

如果你没能成功调解冲突，千万不要自责或责怪别人，有些矛盾可能你根本无法化解。不要对讲和抱太大期望，但若你已经尽自己最大努力，且比之前的和事佬做得更好的话，你就值得大家的尊敬。

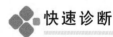 **快速诊断**

无法实现的愿望：

◈ 有能力减少抱怨；

- 有能力执行公平的解决方案或者制止不良行为；

- 有能力规劝别人做有益于他们自己的事情；

- 不因为别人的争执而感到沮丧或烦恼。

切实可行的目标：

- 控制自己的负面情绪；

- 找出和平相处比短兵相接好的理由；

- 如果你有权力，利用制裁手段捍卫和平；

- 不为别人的抱怨和敌意负责；

- 保护好自己。

可以采取的方法：

- 不管真实感觉如何，礼貌地与对方交谈；

- 保持积极的态度，但不要总是倾听抱怨；

- 宣传和平理念；

- 如果某人不想要和平，那就远离他；

- 尊重自己的努力而不只看重结果。

你的脚本

当你想要当和事佬时，可能会对自己或矛盾双方说……

亲爱的：

我很想帮你们，我的经验告诉我你们首先要学会倾听，不要再 _____（恶语相加、冷眼相向、造谣生事）。我已经准备好了 _____（一个提案、一份 PPT、一页备忘录），上面详细列出了和平相处的益处以及我的联系方式。如果你们不认同，请不要给我打电话。不过我还是希望你们好好的。

慈善不是一味地付出，蠢才是

做慈善可能会牺牲掉你的个人需求、财产或者人身安全，但赠予通常都能给他人带来快乐，以至于到最后你都分不清无私与自私的界线。即便人们牺牲了健康和幸福，为奉献失去了一切，他们也会发现其实痛苦也是一种回报和收获。一直以来，人们都是在用痛苦净化心灵，比如中世纪的苦行僧和现代自残的青少年。

无节制地付出可能会让你自我感觉良好。但是，即便是付出也要考虑接受方的需求、资源、义务以及这些赠予是否会有风险。付出既自私又无私，而且衡量付出的标准是它所产生的客观效果。若你想要自己的付出有价值，产生好的效果，这需要你制订一个反映自己价值观的付出计划。介于你的资源有一定的限度，所以计划中也要警惕那些可能会互相冲突的事物。但是，这并不意味着帮助弱者就不合理。如果这种帮助行为损害了你的健康，或者挪用了本属于别人的资源，抑或是牺牲了自己亲人的福利，那就表明它确实不合理。

幸运的是，如果你能够忽视那些因为帮助他人而引起的争议，专注于研究每一个案例，那么你就会发现，虽然付出永远都存在风险，但都可以进行评估和管理。其实到最后，你会知道真正重要的并不是你付出了多少或者自己从中得到了多少快乐，而是你有多关注付出。

以下是你想要但不具备的能力：

✳ 富可敌国，比盖茨或者巴菲特还要富有；

✳ 健康的免疫系统和消化系统；

> ✳ 既能照顾孩子又能拯救世界；
>
> ✳ 能够预见未来，确保人们会因为你的努力而感激。

人们表达的愿望包括：

◈ 为值得的事情奉献自己的生命；

◈ 帮助那些最需要帮助的人；

◈ 帮助那些被命运抛弃的人；

◈ 避免无意义的放纵生活。

下面是三个问诊例子：

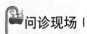**问诊现场Ⅰ**

　　作为一名基督徒，我将慈善和志愿者工作看成是生活中不可或缺的一部分。我认为自己有责任帮助那些贫穷、患有精神病和被社会忽视的人。但是，最近发生了一件事动摇了我的信仰。我邀请了一位教堂施舍处的常客来帮我家装修，一直以来他都很友善，但是当他离开时，我发现妻子的珠宝也不见了。我脑子中有一个声音想要原谅他，希望通过我的宽恕恢复他

的人性与信仰。但另外一个声音却建议我报警。我想
与人为善，因为他真的需要善心，但我又不想失去那
些珠宝，因为它们代表了我对妻子的爱。

问诊现场 II

我非常喜爱小动物，因为它们比人更漂亮、更可
爱。我会经常回去当地的动物避难所饲养动物，而且
我也愿意收养流浪动物或者被虐待的宠物。但我的朋
友们并不那么喜欢动物，他们开始抱怨我的家都被动
物占领了并因此不愿意来我家玩，而且邻居们也在抱
怨说自己受不了动物的气味。但我觉得他们都有点矫
情，这点小事就大惊小怪。我想帮助那些可怜、受伤
的动物。

问诊现场 III

我在一个发达国家生活，非常舒适富足，但我却
觉得自己很自私。因此每年我都会花几周时间到发展
中国家做志愿者，我认为这非常有意义。上次志愿者
的工作经历太美好了，于是我开始考虑在非政府组织

中找一份全职工作。但是，我的男朋友却不赞成我的想法，他认为这会影响我们的感情，而且对我退休后的生活也不太有利。他认为我只需要将慈善当作副业就足够了。我想找到办法能让自己为这个世界做一些美好而又重要的事情，同时又不会失去自己生命中重要的事物（比如感情）。

波士顿伟大的慈善家丹尼尔·罗滕伯格（Daniel Rothenberg）曾做过一项非常出名的调查：通过采访在慈善组织工作的清洁工，判断出慈善组织的效力。这些清洁工能够如实反映一个组织是否有能力践行其价值理念。如果一个组织里最底层的人都认为自己被公平对待，那就说明这个组织有较强的管理能力和执行力。

在与穷凶极恶甚至危险人物交往之前，问问自己是否考虑过安全及其他问题。否则，如果你一味感情用事，那么你就会让自己陷入危险。如果认为自己在生活中付出太少，那就弄清楚自己能承担多少。如果你不首先掂量自己的能力就盲目付出，那么最后只有你一个人会成为大家的恩人，而且你身边的每个人都将向你求助。

　　在全力付出前，你还要评估一下自己的感情与付出之间的比重，因为帮助他人就意味着你要剥夺跟爱人在一起的时间。亲密关系需要花时间和精力维系，如果你为了慈善事业而疏于经营感情，那么感情也会变得支离破碎。

　　做个好人并不意味着你就必须将慈善当成职业或生活方式，而是需要你在朋友和家人面前做正确的事，勤恳工作自力更生。记住这些标准，同时试着在大千世界里与人为善，你就能领悟到付出的意义。这还能让你做些有益之事，而不会成为一个混球。

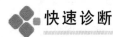

快速诊断

无法实现的愿望：

⊛ 有足够的资源保证某个群体的利益；

⊛ 确保人们不会滥用你贡献的资源；

⊛ 相信为来自贫穷地区的人们付出并不会引发嫉妒之情；

⊛ 确保自己不会产生或被传染不受欢迎的因子。

切实可行的目标：

◈ 仔细评估自己的付出是否会伤害别人或者对别人
无效；

◈ 避免重复运用之前不成功的助人计划；

◈ 让很多人的人生变得不同；

◈ 学会扩大自己的影响力，同时又不浪费资源；

◈ 将发生意外的概率降至最低。

可以采取的方法：

◈ 知道人们最需要什么帮助；

◈ 辨认那些未得到帮助的人；

◈ 确定哪些人必须给予帮助，哪些人具体需要何种
帮助，而不是只知道一味地付出；

◈ 尽量帮助更多的人；

◈ 衡量每笔钱可以起到的作用；

◈ 当心意想不到的伤害。

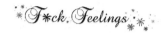

 ## 你的脚本

当你或者你的爱人希望通过做公益项目减少人类苦难时，你可能会说……

亲爱的：

我很乐意牺牲大量 _____（时间、金钱、精力）来让这个世界更加美好，但我无法满足于仅仅得到小部分人的衷心感谢，因为他们可能一开始就不需要我们的帮助。我会评估受助者的需求，不会因为他们 _____（大声地乞讨、悲伤的故事、贫穷的外表）而影响自己的判断。我会学着分配资源以及评估影响，尽量提供给大家他们最需要的事物，同时也会避免产生不良后果。

你是否知道社会福利工作的另外一面？

乡村音乐里有一首老歌叫《妈妈别让你的孩子长大后成为牛仔》(*Mammas Don't Let Your Babies Grow Up to Cowboys*)，歌词中说妈妈宁愿自己的孩子成为偷牛贼，也不要他们变成行为艺术家、参议员和社工。

这种种观点当然值得怀疑,但我却表示认可。与其让孩子们去攻读社会工作硕士,你还不如让他们去学习表演艺术。

社工学校会将你的孩子培养成为助人为乐的圣母,你可能觉得那样最好。毕竟,他们会变得懂得倾听,关注你的情绪,而且你再也不用训斥他们要倒垃圾或远离毒品了,而且他们会关心那些深陷毒瘾的人。

以上这些变化完全是因为社工学校没有教会他们对坏人说不,导致他们对坏人的恶劣本性一点都不敏感,因而他们不会捍卫自己的利益。社工学校的环境造就了他们一些典型的弱点——丧失判断力,偏听偏信,过于关心自己在乎的人。任何人出现这些弱点都会被坏人利用,而且会无条件地满足别人的不良需求,从而不能实现他们投身社会工作最初的目标。

社会工作经常会将怀有美好意愿的好人与坏人捆绑在一起,最后这些好人会发现,自己辛苦的付出只换来了坏人的肆意妄为,由此信仰丧失殆尽。最坏的情况就是,好人们始终没意识到自己被坏人耍了,反倒会因为坏人的苦难而对整个世界充满愤慨。

当然凡事都有例外，有很多顾问及社会工作者也很擅长他们的工作。因为他们天生聪慧，历练出一副能够看清真相的眼睛。但即便如此，他们的工作也经常吃力不讨好，而且工资很低。作为一名社会工作者，他们就像修女或者沃尔玛的接待员一样，会变本加厉地牺牲自己奉献大家。而那些坚守工作岗位的人大多最终都会非常蔑视自己曾经帮助过的人。

虽然帮助别人非常高尚，但如果没有一套独立且能够保护自己的价值观，帮助他人弊大于利。你可以期望自己的孩子愿意去帮助别人，但不要盲目地帮助。

帮助别人可以通过多种方式实现，比如帮亲友获得幸福，或者解决所爱之人之间的冲突。这有助于提升你的自尊。不管从哪个层面来考虑，如果我们不考虑风险和后果，助人为乐就会带来令人失望的结果。

接受这样一个事实：有时候你根本没办法帮助别人。真正能够帮助他人的事经常都不令人满意。但如果你肯真实地评估自己的所作所为和价值观，那么你就有权利认定自己实现了理想且正在做正确的事。

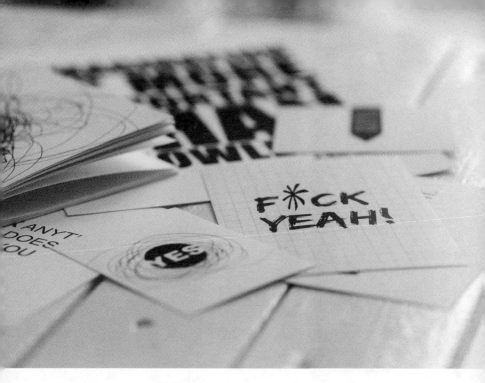

05

在追求心灵的平静
前，还不如……

对绝大多数人来说，每天能心平气和地生
活简直就是奢望。不管是在生活还是工作中，
人们难免会因为一些事情产生负面情绪。很多
人把这些负面情绪当作敌人，时刻想要除之而
后快。可是，你真的见过有人能彻底摆脱负面
情绪，得到心灵的平静吗？呵呵，没有。

F*ck Feelings

如果你真的想要安宁的生活，
那还不如接受治疗。

平常人了解一些和身体健康相关的知识非常重要，这些知识都可以在韦恩图①中"真实的科学知识""流行文化"和"完全胡扯"的论断中看到。同时你也可以看到类似"羽衣甘蓝是上帝的专属沙拉""除臭剂会让你患上老年痴呆"以及"压力山大压死人"的说法。因此，很多人认为通过冥想、付出、瑜伽或者喝蔬菜汁就能减少或消除压力，顺道把愤怒和恐惧也一起带走，这样生活就能安宁了。

不幸的是，生活中的压力、恐惧和愤怒都不可避免。虽然从某方面说，这些负面情绪都

①用于显示元素集合重叠区域的图示。——译者注

有益于自我防卫。但无论它们是否对你的生活有利，你根本无法摆脱。

如果你真的想要安宁的生活，那就去接受治疗和参加宗教活动。最后你要么成功地切除脑叶变成傻子，要么因为自己做不到装傻而感觉很挫败。最好的例子就是绰号"督爷"的杰弗里·布里吉斯（Jeffery Lebowski）[1]。他是科恩兄弟在1998年执导的一部电影作品中的主角，生活无忧无虑，没有自我意识，不修边幅形象邋遢。

如果你不想承担责任，当然也可以逃避。你可以跟好友出去寻找刺激，但不幸很可能说来就来。同样，你的负面情绪（比如愤怒和焦虑）也不会事先征得你的同意才出现，它们想来就来，即便用冥想、锻炼、药物治疗或心理治疗也不能减轻它们。

记住，《宁静之祷》[2]（Serenity Prayer）是十二步方法论[3]的中心，而真正的宁静之祷并不是祈祷压力和愤怒的终结，

---

①美国演员，曾在电影《谋杀绿脚趾》（*The Big Lebowski*）饰演一名中年混混，绰号"督爷"。——译者注
②美国著名的神学家莱因霍尔德·尼布尔写于1934年的祷告文。——译者注
③指第1章中提到的"上瘾症"十二步骤康复计划。——译者注

而是祈求心灵澄澈和谦卑以面对生活中的一切。当你多次寻求治疗而无果，或者竭尽所能却仍然感觉没有进步时，你就会明白：冲突、负面情绪都是不可避免的苦行。

《悦己 SELF》杂志可能会告诉你压力对健康有害，但是，一门心思想要消除压力也会让人难受。保持心灵平静是很难的，所以你必须学会如何适当地管理压力和恐惧，否则你很可能会丧失理智。

对爱的人，要恨无能

爱上一个人比想象中要简单。这里爱的对象，不仅可以是自己的伴侣，也可以是其他家庭成员，还可以是曾经患难与共的朋友。但一旦爱上了，不论对方如何不堪，要和对方断绝关系几乎不可能。因为他们不仅是朋友和家人，更是你生活的一部分。

你和某人会因为某些事情而联系紧密，一时难以斩断。不幸的是，某个时刻你也可能会憎恨他们，或者讨厌自己回应的方式。如果足够幸运，这些憎恨或者恶意在某个阶段就消失了。比如，小时候你可能讨厌父母，但到你为人父母后，就会明白他们当年的处境,这也就是所谓的"养儿方知父母恩"。

我们不仅喜欢体验故事里由恨到爱的情节,而且喜欢在现实中模拟。因为不再恨自己所爱之人或者不再自我厌恶的感觉棒极了。但是,很多时候,你根本无法控制自己不再恨自己所爱之人。因为你越想控制,憎恨就越是有增无减。一旦你试图将问题摆到台面上,或者妄想改变自己和别人的性格,这只会引发更多的战争。随后你就觉得自己很失败,而挫败感又会增加你的憎恨,所以最后只能将憎恨深埋心底。遗憾的是,生活中很多人都会爱上自己原本并不喜欢的人。

如果你努力后依旧没办法摆脱憎恨,不要绝望。当你确实无法从中解脱,一味责备自己根本毫无意义。一旦接受自己的愤怒会永远存在的事实,你也就能做好处理负面情绪的准备了。

请注意,接受憎恨与接受表现差劲是两个不同的概念。如果你接受憎恨而不表现得面目可憎,那就很棒。接受憎恨肯定让人很难受,但只要别人知道此刻你的脑子存有很多一触即发的愤怒,他们就该感谢你的得体表现。你有权利随心所欲,但让憎恨操纵自己只会毁掉一切。如果你憎恨所有自己在乎的人,你真的需要听从我们的建议。

当想剔除憎恨时，你期望自己拥有但实际上没有的能力：

> ❋ 像上帝一样博爱众生；
>
> ❋ 像气质甜美且从不生气的幼儿园老师一样，永远不
>   对其他人生气；
>
> ❋ 忽略那些明显嘴欠的人；
>
> ❋ 像家庭医生一样被人们相信自己的判断和指导。

人们表达的愿望包括：

◈ 不再那么生气；

◈ 让所爱之人不再做他们讨厌的事；

◈ 弄明白他们为什么生气；

◈ 发现能让他们爱上每一个人的秘密。

下面是三个问诊例子：

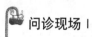 **问诊现场 Ⅰ**

我 17 岁的儿子简直就是一个混球。只要听到他
胡说八道我就忍不住要发火。现在，他被学校开除了，

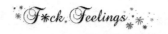

也没有正经工作，而且他还吸毒。我并没有一直给他零用钱，他就变卖家里的东西。当然，他也不会承认，只会撒谎。如果我大声责备他，他要么目中无人要么惊恐万分，很明显这样做根本无济于事。每到这时，妻子总会埋怨我。我想帮助儿子成长并戒掉毒瘾，我想自己第一件要做的事就是不要再生他的气。

问诊现场 II

我讨厌丈夫对孩子的态度。虽然他不会虐待孩子，但他很傲慢。他是一个很正派的人，当孩子不在身旁时，我们相处得非常融洽。孩子们至少五年内都不会离开家，那就意味着我们会因为这个问题一直争吵。我试着改变他，但根本不管用。孩子们也不喜欢看到我们争吵，所以每当我生气时，我都会非常恨丈夫。我想不要一直生他的气。

问诊现场 III

我笃信孝道。我爱母亲，但她对父亲非常刻薄。父亲已经垂垂老矣，根本没能力保护自己。他总是踩到母亲的雷区，由于耳朵变得不好使所以他经常都听不清楚母亲的话，因此母亲总是对他发火。而他却根本就不知道自己做错了什么。我认为自己应该接受母亲的缺点，我不想每次看到她都想生气。我想待在父母身边时不要总感觉紧张或者愤怒。

每个人都不愿意憎恨自己真正在乎的人，只要对方不做一些让你讨厌的事情。如果他们不能为了你而改变自己的行为，你就永远别指望自己心平气和。即便分析了自己生气的原因、降低预期或者试图原谅之后，你可能还是会生气。这完全是一条悖论。

因此，如果你的目标是不再憎恨或者不再内疚，那你就已经知道结果了。想要消弭憎恨或气愤的情绪，你的第一要务就是试着去理解、忘记和原谅。如果你做不到，那就接受自己的情绪并避免伤害彼此。

瘾君子都是自私自利的混蛋（见下册第 4 章）。如果你嗑药的儿子并没受到惩罚，他可能会一直做一个令人讨厌的人。尽管他有各种不良行为，但你必须要以平和的心态接受他、限制他、纠正他。而如果他遵守你所定下的规则（不碰毒品），到时生气的就是他，而不是你了。

如果因为父母的角色问题而让你对配偶有所不满，那就明确划分彼此的职责，全力履行，并且定期安排一些夫妻独处时光。如果你向对方表达愤怒，那么职责界限会很难设定。而一旦你设定了界限，自己就会没那么生气了。

如果你无法保护父母中其中一方被另一方欺负，那就想办法错开看望他们的时间，比如跟母亲吃午饭，下午跟父亲一起去赛跑。不论你们都在一起还是跟父母中的任何一方单独相处，多聊些轻松的事情。当他们争吵时，如果可以，那么你就要从争吵中退出来。不要表露你的观点，让行动表明自己的态度吧。

永远不要因一些讨人厌的行为而唉声叹气，然后将它们看作家庭生活不和谐的证据。相反，你要想办法处理这些难题，而且要避免冲突。如果成功了，为自己鼓掌。

太过亲密总容易滋生一些厌烦情绪，但你要相信自己有能力维系亲密关系，哪怕是用最无可奈何的方式。

◆ 快速诊断

无法实现的愿望：

◈ 心灵不被憎恨操纵；

◈ 一个没有混蛋的家庭；

◈ 拥有第二人格；

◈ 喜欢配偶的一切。

切实可行的目标：

◈ 谨言慎行；

◈ 处罚不良行为；

◈ 不讨厌自己。

可以采取的方法：

◈ 使用标准方法平息怒火；

◈ 管理各种感情；

◈ 阻止不良行为或者让自己免受其害；

◈ 永远不要因为讨厌某人或者心有憎恶而气馁；

◈ 尊重对自己管理情绪的能力。

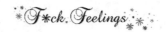

你的脚本

当你因为讨厌自己所爱之人而备受折磨时，你可能会对自己或家人说……

亲爱的：

我希望自己对 ＿＿＿＿（父母、配偶、孩子）不要那么生气，但是我已经尝试过心理治疗，还是无法摆脱 ＿＿＿＿（愤怒、怨恨、邪恶的想法、内心的紧张）。对于那些彼此折磨的人我概不负责，但我会努力找到管理方法并让他们携手合作。

可以心存怒火，但要面带微笑

除非你发现自己身处关塔那摩监狱或者朝鲜劳改所，否则最痛苦的折磨莫过于因为家庭、工作或地理缘故而不得不与一个你讨厌的人相处。如果你无法摆脱的人是一个混蛋（见下册第 4 章），并且发现自己会因为别人的某些习惯而心烦意乱，甚至想要对无辜群众用以暴力的话，那简直就像在遭受酷刑一样。

你想要做一个温和的好人而不是一个混蛋。但是，当你靠近某个不得不面对的人时，发现自己完全被黑化了。虽然你无力改变他，但你觉着应该有方法可以改变自己。

偏狭和易怒确实可以通过自我反省和自我接受来解决。但若你对所有的事情都敏感易怒，那你可能患有抑郁症，这需要接受治疗。

但在某种情况下，你会发现自己的困扰其实是双方共同的问题，而且从长远来看这些问题是你们生活中必不可少的一部分。如果你试图寻找一种方法远离争吵或困扰，这只会让你更加讨厌自己。

而且，要求别人改变自己通常都会适得其反，因为他们并不认为自己有什么错。加强沟通可能对通信公司有用，对于互相看不惯的人来说几乎没用。你要知道，接触某人原本可以让你变得更具包容性。但最后你会发现，自己之所以如此讨厌某人完全是因为你身上也具有这些特质。毫无疑问，这只会让你更加烦恼，更加讨厌那个人。

因此，要做好无法发泄愤怒的准备，不管这有多糟糕。如果接受自己的怒火，无法走出困境只是暂时的，你最终会走出负面情绪的深渊。

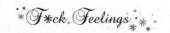

下面这些有助于自我镇静的事物是你想要，却无法拥有的：

* 每天做瑜伽，让自己彻底放松下来；

* 有钱建造隔音超好的房间，并配备保安以防止你讨厌的人进来；

* 有一个催眠师让你觉得混蛋们做的所有混账事都具有魅力；

* 有进行完美谋杀的计划和方法。

那些想成为好人的人期望如下：

◈ 自我感觉像好人而不是混蛋；

◈ 不存有任何憎恶情绪；

◈ 平静地度过每一天；

◈ 改善糟糕的亲密关系。

下面是三个问诊例子：

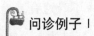 **问诊例子 I**

我从来都不喜欢岳母，但自从我失业后，我们一

家就不得不搬去跟她同住。她对什么都不满意，但我什么也没说，因为人在屋檐下不得不低头。她不想照顾外孙，还让老婆帮忙做饭。我讨厌回家，讨厌她坐在大椅子里看电视时把音量开到最大，而我对此什么都不敢说。不论什么话题，她都要发表长篇大论，我却只能三缄其口。如果我向老婆抱怨，她却只知道为岳母辩护，尽管她才是最大的受害者。这让我更加愤怒。我想回到岳母家时不要那么生气。

问诊例子 II

　　我的老板是个好人，但他根本不适合当老板。因为他从不做出正确的决策或表明自己的立场，比如他会允许溜须拍马之徒留在身边，允许女同事上班带孩子，让那些整天抱怨的人比勤恳工作的员工拿更高的工资。换句话说，他就是个巨型懦夫，只知道奖励白痴。所以不管他表现得多么和善，我都看不惯他。但我不能辞职，因为这份工作工资很高且福利待遇好。问题是，我根本不想讨厌他，妻子也不想听我抱怨这些。我想好好上班，不要每天都对老板充满怨念。

📎 问诊现场 Ⅲ

　　搬到新公寓之后不久，我在电梯里遇到邻居，当时我只是跟他进行了一次友好愉快的交谈。但是，自此以后他就把我当成了好朋友和心理医生，随时来找我，然后跟我讲没人爱他或者他最近的合作伙伴多么厉害，抑或是他在电视上看到什么。我感到身心俱疲，因为我在家办公，根本就无处可逃。我跟大楼里的其他人都谈过这件事，他们建议我假装自己快要死了或者不太会说英语，但我认为那样做不太好。我想用友善的方式让他别再来烦我。

　　有些恼人的行为只有特定的人才能够明白，比如某人令人厌恶的狂笑在另一个人眼中却是充满魅力的微笑。一旦你认定某种行为很烦人，那你几乎不会改变自己的认知。如果你无法改变这种行为，那你只能自己忍着，并制定一套管理计划。

　　首先，不要因为自己有杀人的冲动和恶毒的想法而自责。列出真正让你怒火中烧的言语或情形，自己模拟简短礼貌的回应，比如"那很有趣"或者"呵！真奇怪"或者"抱歉，我无法回应你，因为我需要集中精力背圆周率。"

一个强势的岳母会把女婿逼疯，即便她已经掌握了家政大权。作为女婿，如果你短时间内无法摆脱岳母，那你可能需要制定一些"交战策略"或者议和准则。应付之余，你还是要努力寻找彻底摆脱烦恼的办法(比如搬出去)。即便如此，在你搬出去前，有些事情，比如讲礼貌、送急诊、帮忙做家务活等，是你必须要做的。

勤恳工作的员工对那些凭借溜须拍马留在公司的同事感到非常讨厌。但请记住这只是一份工作，你只是为了生存而来到这里，并不是为了改变职场规则。尽管有些人工作目的就是为了取悦老板，但你只需要记住自己的目标即可。列出自己留在职场的原因，然后用另一种眼光看待上述事情。如果薪酬足够的话，这完全值得忍受。

不要强迫自己对可憎的穷人释放过多的善意，以此来证明自己没那么卑鄙，尽管你也不想那样做。或许他也不想变得让人讨厌，但这是他的问题而非你的责任。如果你不尽早脱身，那么随着他的一步步逼近，你只会更加愤怒。你只需待人礼貌，赶走负面情绪，然后跟自己想在一起的人玩耍。

不管你烦恼的根源是谁，你都要勇敢地坚信自己不是坏人，并无需得到他人的确认。也许你内心有黑暗想法，或者你身边的所有人都更善良，抑或是他们屏蔽了愤怒的信号。即便你允许这些黑暗想法存在，你也是个好人。如果过度补偿，或者急于寻求支持，那么你可能会让事情变得更糟。

虽然你无力改变自身的愤怒，但你可以不要过度自责，并接受自己应得的赞美。你可能认为自己不是好人，但当内心的黑暗想法一直存在而你还能表现得体时，这就是很大的进步了。记住，几乎没有人天生就是好人。

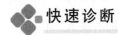 快速诊断

无法实现的愿望：

◈ 有能力改变别人或者让他们明白为何要改变自己；

◈ 生活中有更善良的人或更多选择；

◈ 远离紧张；

◈ 不再敏感易怒。

切实可行的目标：

◈ 长期忍受自己既希望有人陪又不要影响正常活动

的矛盾心理；

◈ 即便无法控制自己的情绪，也要谨言慎行；

◈ 为自己取得的进步感到自豪；

◈ 不会轻易绝望。

可以采取的方法：

◈ 定期提醒自己必须要忍受纷扰的理由；

◈ 找出切实可行的办法远离讨厌的人；

◈ 设立自己做事的标准，并且捍卫自己的标准；

◈ 记录自己没有说出的话。

你的脚本

当你想让讨厌的人知道自己内心的真实想法时，你可能会对别人或者自己说……

亲爱的：

你总是做些让我生气的事，我试过 _____（喜欢、理解、忽略、接受）这一切，但我做不到。因此，我想要你知道，我很欣赏彼此之间良好的工作（或生活）

关系。如果有时候我 _____（离开房间、看报纸而不愿看你一眼、宁愿待在厕所超过一小时），请你不要觉得自己被侮辱或被忽视了，我只是喜欢独处。期望我们的合作（或者同居）能进行到底。

你是否知道如何跟疯子打交道？

如果你觉得被迫跟自己讨厌的人待在一起是很煎熬的一件事，那不得不面对疯子时完全是一件恐怖的事情。有一些跟你对抗的疯子根本就是精神病患者附身，不幸的是，这种人很可能就在你的身边。

你很容易在地铁上遇到一个愤怒而疯狂的人，这就像你在感恩节的晚餐桌上陷入困境一样。因此，当面临这种情况时，你必须知道如何回应。就像我们在演讲时想象听众都衣冠不整时会减缓压力一样，你只需要将疯子看成熊就好了。这样，你就不会想要跟他们讲道理了，或者用善良、友好、镇静的话语驯服他们。

如果你觉得疯狂到无法控制，或者可能会攻击别人，你可以选择报警，与此同时，随时准备逃跑。如果你想要当老好人，请记住，老好人也是熊的美餐。

> 你并没有放弃他们，因为他们现在根本无法控制自己的言行，而你有责任保护好自己。
>
> 当你被疯子威胁时，接受自己无法掌控局面的事实，逃离是最好的选择。

恐惧是盔甲，不是软肋

轻微的恐惧可以让人身心放松，这就是人们会去电影院看恐怖电影或者坐过山车的原因。但是，还有另外一种让人心情沉重的恐惧。

这种恐惧具有焦虑症的所有特点。那些焦虑症患者和抑郁症患者都认为，大家必须理解他们只是像正常人一样感到焦虑和伤感。所以，如果他们弄懂了病症的缘由，可以面对它并积极治疗的话，可能他们就会变成正常人。

大多数人误以为沮丧是来自悲伤或愤怒，而焦虑也经常被误以为是来自对旧式恐怖电影的恐惧。实际上，焦虑可能比恐惧更糟糕，而且形式多样。

即使有些人陷入了爱河或者安全有了保障，他们还是会感到焦虑。有些人经历了延续几个小时的恐惧，这种恐惧毫无来由（又称之为无端恐惧症），他们感觉自己要被逼疯了。有些人可能长时间无法走出过去的阴影，比如那些从战场上退下来的士兵和车祸中的幸存者。沮丧和焦虑从根本上来说是难兄难弟。它们可能在同一个人身上互为因果，有时还需要用相同的药物来医治，且都可能会不断复发。

人们都期望快速治好疾病，所以强迫自己直面病症，或者皈依宗教，有人甚至想依靠意志来让自己康复。其实不管是焦虑、沮丧还是恐惧，这跟所有严重的疾病一样，根本就没有"解药"。有时候治疗确实管用，但从长远来看，这些症状根本就无药可治。

如果你相信焦虑或沮丧是可治愈的，那么其他的所有顽疾都只不过是没有找到正确的疗法罢了，但事实并非如此。况且，你越是千方百计地寻医求药，病症就越是持久，你就越是会有挫败感。

其实若你百般尝试后仍无法赶走恐惧，那么你就应该接受现状并学会承担压力。你必须承受恐惧和痛苦，哪怕会面临可怕的经历、没有希望的将来，或者时常感到焦虑。要记住，这都不是你的错。

你并非不成熟、意志薄弱或者缺乏勇气，你只是无法治愈某种特殊的慢性疾病而已。虽然你很讨厌这种痛苦，但你可以学会承受。因此，不论心中是否焦虑（沮丧或恐惧），面对新的一天，你不必害怕。

你想这样抗击恐惧，但是却不能够：

※ 记住古鲁①的名言警句；

※ 深呼吸；

※ 服用不会上瘾的药物；

※ 加入海军训练营。

饱受恐惧折磨的人表达的愿望包括：

◈ 早日长大，不再害怕；

◈ 找到导致自己焦虑的原因；

◈ 不再害怕自己不该害怕的事情；

◈ 最终找到有效治疗方法。

---

①指印度教等宗教的宗师或领袖。——译者注

下面是三个问诊例子：

 问诊现场 Ⅰ

6个月前，我被暴力抢劫了。自此以后，每当晚上出门时，我都会紧张不安。虽然我接受治疗、学习冥想并服用药物，但我还是紧张。有时候我发现自己不由自主地选择待在家里，因为不想面对独自一人走夜路时的焦虑感。我想不要再害怕。

问诊现场 Ⅱ

过去，我从来就没有担心过自己的健康。但是，当去年我被诊断出患有多发性硬化症后，我总是会想到死亡。其实我的症状并没有那么糟糕，目前为止病情相当稳定，但我总认为死亡即将来临。我参加互助组、咨询医生、改变饮食习惯、经常锻炼身体，也花了很多时间精力搜索相关信息，但恐惧依旧挥之不去。我知道自己的疾病能够治愈，但我就是会感觉无助，就像自己得了绝症一样。我想不要再害怕死亡。

问诊现场 III

　　所有同事都能和老板相处融洽，只有我不能。我认为他不喜欢我，所以在他面前我非常紧张。我害怕跟他单独谈话，一方面担心自己的恐惧会暴露无遗，另一方面是因为害怕自己被炒鱿鱼。因为我非常需要这份工作，我所有的青春都耗在这家公司，即便辞职也很难找到同样的工作。我想找到方法解决这个问题，勇敢做自己。

　　忍受焦虑的人可能是生不逢时，历史上，过度警惕或反应过快能有效防止自己被巨熊吃掉，或者事先做好准备以应对敌对部落的攻击。但是，在今天的网络世界里，敌人行动前你早就知道了他们的举动。这时再过度警惕就只能成为自己的情绪负担。

　　你之所以会在被抢劫后怕走夜路，或者患有创伤后应激障碍，是因为大脑想要保护你不再遭遇那种情况。这是种很强大的惯性思维，强大到你无法说服自己的大脑相信外面很安全。

尽管你可能永远也无法摆脱那种惯性思维，但仍有很多治疗方法值得一试。比如认知疗法、生物反馈和自我催眠。因为恐惧通常会带来无助、负面、非理性的想法，如"这根本就没什么用"，"我完全是在浪费金钱和时间"，"我不会治愈的"……如果直面威胁生命的疾病会让你思考死亡，那么你可能会发现自己很长时间都无法摆脱这些想法，就像无法摆脱创伤后应激障碍一样。害怕死亡确实让人很难受，特别是当有人想要安慰你，并说人们都会死去时。他们没有经历过这种痛苦，所以想要为你做点什么才这样说。即便如此，总是谈论你的恐惧或者想方设法寻找解决方案，那样只会让你更痛苦。

所以，不要那么在意健康证书的重要性，你应该停止让恐惧愈演愈烈的行为（比如过度分享或者消极等待），正确看待死亡。跟那些与你一样心怀恐惧但仍然生活充实的人出去闲逛或闲聊，可能会有所帮助。但是，这可能跟酒鬼需求酒精一样，只会驱使你采取不健康的举动，而自己却无需承担任何责任。

如果你只是害怕参与社交活动或者进入职场，那么只要重复地做一件事情——不断提醒自己工作是为了维持生计。但焦虑感并不一定会完全消失，它会被新的因素比如口吃、脸红等放大。一种恐惧可以引发另一种恐惧，就像永动机一样生生不息。

　　有助于缓解恐惧的认知疗法是：每天确立自己的目标，然后逼自己不断挑战恐惧。根据自身标准和需求制定目标，为自己不顾恐惧奋力追寻目标而喝彩。如果接受恐惧对自己并不公平，那么最重要的就是尊重自己每天做的事情，这样才可以限制恐惧继续蔓延。挑战恐惧，比如思考恐惧会给你的生活和人际关系带来的可怕影响。每当你能够阻止自己不再逃避，不再依赖药物或其他事情，并从中解脱出来时，为自己喝彩。

　　尽管放松可能更好，但你要记住，是恐惧的积极因子才让你的生活变得一切皆有可能，因为我们的祖先正是因为它才得以繁衍生息。你可能永远也无法长久地放松，所以还不如直面恐惧。如果你可以忍受恐惧，那就利用恐惧来实现自我保护。

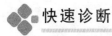 **快速诊断**

无法实现的愿望：

◈ 治好非理性的恐惧；

◈ 快速地消除恐惧而没有任何风险；

◈ 消除自己害怕时产生的愚蠢且非理性的想法；

◈ 抑制当自己害怕时想做坏事的冲动。

切实可行的目标：

◈ 培养自己评估风险的能力；

◈ 养成习惯并制定行动步骤；

◈ 找到偶尔能帮你解脱的治疗方法；

◈ 不要被恐惧驱使；

◈ 尊重承受恐惧所要付出的代价。

可以采取的方法：

◈ 当常用方法无法摆脱恐惧时，接受现实；

◈ 学会控制负面想法；

◈ 调查治愈恐惧的治疗方法，试用有用的方法；

◈ 不要拒绝接受存在潜在风险的治疗；

◈ 绝不用酒精来麻痹自己；

◈ 学会冷静幽默地谈论恐惧；

◈ 尊重自己管理恐惧的努力。

你的脚本

当你受够恐惧时可能会对自己说……

亲爱的：

　　我讨厌活在 _____（恐惧、害怕、犹疑）中。到目前为止，我都还不知道为什么自己总是毫无来由地 _____（感到害怕、没法得到自己需要的帮助、会经历那些怪异的瞬间）。我无法获得幸福。从此我将学习冥想，不再通过药物寻求解脱，或者不断絮叨自己的焦虑以至于让所有人对我都避而远之。不管前路多么坎坷，我都会勇往直前。

> **如果你觉得焦虑，下面的咒语或许值得一试：**
>
> 　　这次我肯定能挺过去，如果我吃一颗口袋里随身携带的特殊药丸，肯定能更快地渡过难关。
>
> 　　生活就像一场旅行，重要的是沿途的风景，焦虑也没什么大不了。记得呼吸。今天我一定能找准自己的重心，一定能咽下这口气，或者我可以去找老板，告诉他我要回家休养。

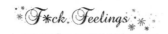

> 我是一片在风中翩翩起舞的树叶，看我的舞步多么轻扬。

生活不易，且痛且珍惜

讨论心痛听起来很愚蠢，而且也很难做到完全客观看待。事实上，当你很喜欢某件事物时，一旦失去它，你肯定会知道心痛是什么滋味。如果你想知道抑郁症是什么，或者僵尸是什么，那么你就去听听心碎的声音吧。那种悲痛欲绝、无助、愤怒、自责以及无法体验生命的乐趣，世间罕见。

大多数情况下，人们想要康复，都需要让自己忙于工作，并且能让自己保持一个好的状态。但是，心痛跟抑郁症一样，都具有毁灭性。

如果你像很多心理医生和编剧那样认为失落也是可以治愈的，那么一旦自己的痛苦并没有减轻，你肯定会认为自己很失败。因为这意味着你还没有变得更好、走出过去、得到帮助或者直面自己的情绪等。

不幸的是，即使有些人得到帮助或者努力改变自己，他们还是无法从失落中恢复。有可能是失落触发了他们性格中的敏感神经，或者他们根本无法控制具有毁灭性的冲动行为。我想说的是，不是每颗破碎的心都能复原。

如果你怀着一颗破碎的心生活，那么你的痛苦不会烟消云散，而且你的绝望也不会消失。同时你也很可能对那些本可以帮助你的人充满愤怒。

虽然我们克服失落或心痛的能力是有限的，若你总是让失落（或心痛）成为你追求更好生活的障碍，那你无疑是失败者。即便心里千疮百孔，你也要把生活过得风生水起。这才是成功者的姿态。

下面是你想要拥有，却没有的治愈心灵的事物：

* 天生爱哭，即便严重脱水时也能释放你的悲伤；
* 有一个信仰，让你相信每一次失落、背叛和失望都是上帝的计划；
* 进行外科手术，清理脑子中的悲痛，同时保留脑子里控制记忆和行为的部分；
* 深刻了解自身的悲痛。

人们许下的愿望包括：

◈ 不再悲痛，重获新生；

◈ 不再因为自己为什么不在场、为什么没能帮忙而困扰；

◈ 重回过去；

◈ 找到值得在意的事情。

下面是三个问诊例子：

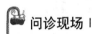 **问诊现场 I**

　　我深爱着妻子和家人，所以直到她说分手，我从来就没想过我们将会离婚。她说我并没有做错什么，她只是不爱我了。我们还是朋友，也都很好地履行着家长的义务。但当她搬到现任丈夫那里时，我感觉自己被驱逐了。我看了一眼这个我曾经深爱着的女人，知道她已经不再属于我。可我怕我还是会思念她，于是我每隔一个礼拜会把儿子接过来，那时我才可以见到她，跟她简短地聊天，但每次我都会心如刀割。我想忘记她。

问诊现场 II

母亲卧病多年后去世了，我很高兴她再也不会痛苦了。我们一起度过了很多快乐的时光，她是我最好的朋友。我现在还是十分想念她，每天都会怀念跟她打电话的日子。每次我看了一部好电影或听到一个好玩的笑话时，我都想要跟她分享，但再也不可能了。我在生活中无时无刻不在怀念她。两年过去了，我还是感到悲伤。我想克制自己的悲伤。

问诊现场 III

多年来，我一直忍受着妻子酗酒和久治不愈的抑郁症。可我实在受够了，所以我申请了离婚。但正如我担心的那样，自从提出离婚后她的病情越来越严重了。几个月后，我们离婚了，每当她喝醉想要寻死时都会给我打电话，告诉我离婚几乎要了她的命，活着已经没有任何意义。当我不接她的电话，她因为服药过量而被送至医院后，我就担负起照顾孩子们的重任。因为孩子的关系我还是可以经常听到她的消息，她的

所作所为总是咎由自取。我想不再担心她，不再因为
这无穷无尽的痛苦而心生内疚了。

当痛苦看起来无休无止时，你可能会想要向朋友、猫咪
甚至上帝询问为什么痛苦会一直存在。但你应该问问自己或
者心理医生是否做了有碍你康复的事情。

当你一直感到心痛时，很可能只是你做错了什么事情。
不要妄图通过嗑药、自责的方式寻求解脱，这些都只会适得
其反。如果你没做错任何事情，那么坏消息就是：你并不能
控制自己的痛苦，而且可能不会康复。好消息是：一旦你不
再到处寻医求药，并开始思考如何在不理想的环境下生活，
那你可能会找到更多方法帮助自己。

因为子女共同监护问题，你会和前任保持联系，但这可
能会加剧你的痛苦；你越是想寻求联系，痛苦就越是强烈。
你甚至还会欺骗自己说与前任继续当朋友很正常，而且拜访
前任时还可以跟他聊天或进行眼神交流。如果要切断这种联
系，你最好通过邮件、短信等间接方式来沟通。

你可能跟酒鬼一样，想要借酒消愁。但事实上，只有戒酒，
你的痛苦才会消失。若想检验这个结论，你只需要突然中断

跟别人面对面的交流，看看会发生什么。如果你发现自己特别渴望眼神交流，那么你就找到了痛苦的源头。然后你可能就会发现自己有能力检查和终止痛苦的行为。

当你确定自己并没有怀念过去且活在当下，而悲伤却没有停止时，那就去接受治疗，比如认知疗法、锻炼和药物治疗。求助于朋友和心理医生，他们可以忍受你的痛苦而又不会被影响，还能给你持续的鼓励。

不要告诉自己，时间会治愈所有的伤口，或者一切都会过去。那些话虽是至理名言，但很不幸，你不在适用范围内。利用从书籍、宗教、心理医生或朋友那里搜集到的信息继续寻找自己失落情绪中的积极意义，但要避开那些对你的病情很有兴趣的心理医生。如果这种方法并不管用的话，去寻找一个积极且尊重你跟已故父母感情的朋友，不管你多么空虚，他还是要尊重你的努力。

若你的前任无法忘记你，甚至威胁说不能回到你身边的话她就去自杀，不要为此内疚。因为对方同样是心智正常的成年人。某些人非常害怕自己处于单身状态，如果在交往前你并不知情，或者不确定她是否多次"被分手"，那你就要多调查了。

不要竭尽全力帮助前任，否则你会发现本该断绝的联系又在不断加强。你应该听取心理医生或道德顾问的建议，确认自己有权结束一段感情。然后，光明正大地告诉你的前任，希望她能走出过去并找到更适合自己的人。

你可以感到痛苦失落，但这并不意味你就有能力结束它，甚至当你的行为导致了一部分的痛苦时，你就更可能对此无能为力。所以在悲痛面前，你只能接受事实，尊重为生活所做的努力。

快速诊断

无法实现的愿望：

◈ 停止心痛、悲伤，扫除一切负面想法；

◈ 有能力控制自己的内心；

◈ 拥有月光宝盒可以穿梭时空；

◈ 确信自己会感觉更好。

切实可行的目标：

◈ 停止延长悲痛的行为；

◈ 挑战绝望；

◈ 不要轻率地认为自己要为悲痛负责任；

◈ 过更有意义的生活。

可以采取的方法：

◈ 不要通过伤害自己来逃避悲痛；

◈ 寻求可以战胜绝望的思想，结交能够帮助自己的
　朋友和人生导师；

◈ 试着找心理医生治疗伤痛；

◈ 不要让别人为你的悲痛负责或者主动承担责任；

◈ 不论感觉如何，继续做有意义的事情。

你的脚本

关于无法治愈的悲痛你可能会对悲伤的自己说……

亲爱的：

　　我不知道为什么自己就是无法克服 _____（失落、
死亡、离婚），但我为自己没再做 _____（有害健康、
挥霍钱财）的事情而骄傲,现在我已经开始 _____（忙
碌起来、努力工作、积极思考）。我已经准备好接受

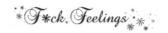

自己可能并不会因此变得更积极向上，那不会改变我
对生活的态度和信仰。

你不理我，我也可以不睬你

有些人似乎天生就让人讨厌，但除了 YouTube 评论员、专业摔跤手以及唐纳德 ·特普朗，世界上大多数人并不希望自己被人厌恶。

人与人之间的厌恶通常表现为冷暴力。当生活圈子里的人都开始疏远你时，你很难做到内心平静。无论是道歉、羞辱自己、接受对方的说教，还是亲吻他的戒指都难以赢得对方的关注时，那你就更难找到内心的安宁。

如果你善于内省，那你就会不停思考是否应该换种方式来改变这种局面。你不怕承认错误，但你要么不知道自己到底做错了什么，要么不知道道歉本身就是个错误。

当听到关于自己的谣言时，你可以大胆抗议。但是，越是抗议，谣言就越是猖狂。因为驳倒谬论比制造谬论要更费时费力。你可能想要跟仇视自己的人和解，或者因为害怕他们而不敢露面。不管哪种情况，你都无法预料是否哪天就会遇见彼此，或者他们依旧对你敌意满满。

如果你一直尝试寻找解决办法，最后你会发现情况变得更糟了。生活有时就是会释放恶意——做好这个思想准备，那么你就能在必要时学会忍受恶意，而不会跟他人撕破脸皮、产生挫败感或者变成讨厌鬼。

以下迹象表明和解非常不可能发生：

> ※ 当你忍不住问对方自己到底做错什么时，对方为了逃避你，不惜换了电话甚至改名换姓搬往别处生活；
>
> ※ 试图跟对方坦诚对话，结果对方更加疏远你了；
>
> ※ 向对方道歉，享受到 5 个星期的和平；
>
> ※ 你宣称不想加入任何一个阵营，却发现自己已沦为众矢之的。

人们许的愿望包括：

◈ 让曾经的好朋友明白自己没做错什么；

◈ 让自己所爱的人静静聆听；

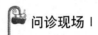

*F*ck.Feelings*

◈ 终止一场自己完全不想继续的个人战争；

◈ 不要因被所爱之人讨厌而痛苦。

下面是三个问诊例子：

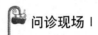 **问诊现场 I**

　　哥哥不再跟我说话了，我感觉失去了最好的朋友。我不知道为什么会变成这样，以至于认为是嫂子讨厌我的缘故。我很想打电话解决这个问题，即便根本不知道自己做错了什么。也许我们再也无法成为亲密朋友，但我希望他告诉我原因。可是他从不解释，也不接我电话。我想恢复与哥哥的关系。

问诊现场 II

　　我认为自己必须跟丈夫离婚，因为他曾经是个卑鄙的瘾君子，而且戒毒后还是不断惹麻烦。除此之外，他会定期向警察投诉说我违反了离婚协议，因此我不得不出庭对质。即便法院将此案了结，他还是不停地哭诉。每当我快要忘记他时，他都会惹出麻烦，这让我越来越讨厌他了。我想让他不要再找我麻烦。

问诊现场 III

　　十年来，我跟大学最亲密的朋友创立了一个读书会，因为毕业后我们都留在同一座城市。我总是很期待读书会，虽然现在已经沦为我们聚会的借口。但是，就在几个月前，不知道为什么，大家突然间就分裂成两股敌对的势力，而我必须选定立场不能保持中立。但我不想跟任何人起冲突，因为她们都是我的朋友。我想挽回大家的友谊。

很多人都知道，如果自己被某人追求，最重要的就是停下来揣摩追求者的心态。如果他爱的是你而不是你的身外之物，那就皆大欢喜。但如果他只是对你的豪车、存款感兴趣，那就需要认真考虑一下了。

其实，即使听到愤怒的提议，你也需要认真思考提出者的看法是否有道理，就像你考量追求者一样。不管对方表达爱慕还是厌恶，对此进行初步评估都非常必要。

因此，面对某人的恶意，在你据理力争之前，先衡量自己的行为是否合适。你首先要判定自己是否做错了什么，然后决定是否要承受他的怒火，最后再决定用哪种方式回应他。是送上一束娇艳的鲜花，还是沉默地耸耸肩？

如果你做错了，那就为此道歉。但若你知道自己没有做错什么，那就没必要为此事纠结。如果毫无征兆地就疏远了你，那就别再傻乎乎地等他们回心转意，哪怕是你的亲哥哥。换句话说，如果你一开始就不能改变他的想法，那么就别指望以后会发生惊天逆转。

确实，哥哥不再理你可能是迫于他老婆的压力，也可能是脑子秀逗了，或者你们星座不合。重要的是你知道他的决定并非无缘无故，所以你必须接受这种现状，然后再决定是否要跟他重归于好。如果你想恢复跟哥哥的关系，那就继续发短信告诉他一些有趣的事情。如果你不期待他的回复，那就别再渴求得到强烈的回应。

如果他因为老婆讨厌你而不理你，而你又没有引发新的问题，或者不再抱怨，他或许在某个家庭聚会上还会跟你打招呼。即便因为某些活动和积极情绪的推动让你们重新取得了联络，请注意，既然对方的敌意很快消失，那么也完全可能会卷土重来。

然后再来谈谈"敌人"，他们通常是经常沉迷于有害物质的前任，而且.总是认为自己有理由折磨你，或者通过自己对你造成的伤害来确认是否被你在乎。其实他们并不想报复你，只是想得到你的回应罢了。如果你对此反应强烈，那就中了他们的诡计。

在看心理医生之前，或者试图跟前任坦诚解决问题之前，请先咨询律师，最好是能帮你争取限制令。你要知道自己必须履行哪些法律规定的义务，比如抚养孩子和支付赡养费，而且只在必要时和对方进行简短而礼貌的交谈。当涉及隐私问题时，你再使用邮件或者限制令。如果你还有钱请心理医生，那就让他帮你草拟一份针对前任的回应，这样你就不会被前任肆意骚扰了。

如果一群朋友要孤立你，那就自认倒霉吧，因为这是一个封闭的圈子。不论是读书会还是职场，如果其中充满了钩心斗角，不论怎么做你都是孤身犯险。虽然没人真正想伤害你，但你若没有果断表明立场，那么每个人都会跟你翻脸。只有到这时你才能看清谁才是真正的朋友。不管你对此多么伤心，它都能让你认识到走出小团体，拥有一个真正的朋友是多么重要。

当一段关系确定无法修复时，不要想办法查明原因，只要自己没做亏心事，学会果断抛弃支离破碎的团体，然后重新开始生活。

你因为无法与那些变成死对头的人和平共处而痛苦，这很正常，但别指望终结这种痛苦。如果你能够坦然接受被抛弃的命运，耐心等待真正爱你的人，不再憎恨那些无端讨厌你的人，那你就能找到内心的安宁。

 快速诊断

无法实现的愿望：

◈ 有交流的机会；

◈ 很好地应对谈判；

◈ 有办法恢复旧感情；

◈ 不会感觉被甩、被疏远或者更糟。

切实可行的目标：

◈ 相信自己的行动；

◈ 采取能够缓解冲突的行动；

◈ 保护自己不受更多伤害；

◈允许和解，但不乞求和解。

可以采取的办法：

◈设立标准衡量自己的行为；

◈尝试一些有效方法；

◈必要时接受敌意，并开始保护自己；

◈停止情感交流，但如果你觉得值得交流的话，还是应该敞开心扉；

◈提醒自己，如果自己应该被珍视，那么被抛弃就不是在惩罚你；

◈尊重自己的努力，继续向前。

你的脚本

如果你注定要被抛弃，你可能会对自己说……

亲爱的：

我已经试图 _____（通过理解你、卑躬屈膝地）来寻求和解，但很明显这并不管用。我不会让自己莫名其妙地背上骂名。不管这些事是否会导致我们关系

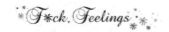

破裂，我都会接受损失，我会学着无需 _____（乞讨、
分享、进行眼神或声音交流）就能保护好自己。即便
被抛弃我也会尊重自己。

你是否知道有更温和的方式
可以将某人赶出自己的生活？

尽管被自己在乎的人疏远或冷落很痛苦，但确实
有合适的方法能将某人赶出自己的生活。合适与不合
适的区别就是，一个就像在医院切除阑尾，另一个就
像用玻璃碎片割开你的五脏六腑。虽然二者结果相同，
但你的痛苦会更少。

比如，你认为某个朋友可能很难相处，或者发现
自己尽管非常喜欢这个朋友但却不信任她。如果你足
够聪明，那么你唯一的选择就是谦恭有礼地离开。

所以，与其处心积虑地计划一出争吵大战，还不
如渐渐淡出对方的视线。你可以慢慢地让自己不要随
叫随到，以工作忙为借口，自然地淡化彼此的友情。

如果你们发生了正面冲突，那就真诚以待。你可
以告诉她，她是对的，只是你将其他事情看得更重，

尽管你也非常希望自己能够像以前那样经营友情，但现在你做不到。

你需要牢记一个事实：你的决定造成了重大事件的发生，不必对此多费口舌。因为公开理由又会开启一轮难以忍受的争论，还会造成不必要的伤害。你做了一个明智的决定，选择终止这一切，是因为这样做对彼此都更好。最后，她会变成你曾经的朋友，很少给你打电话或者发邮件。尽管她心中会有些怒火，但你完全不必害怕某一天会突然碰见她。

如果你们的分手太过冷酷，那你就是在拒绝友情而不只是朋友。其实你只需将某人赶出生活不伤害彼此即可。

尽管保持内心的宁静很舒适，但是也不要求之过急。很多情况下，追求宁静都显得虚而不实，只会让你感到头疼和紧张。一旦你接受自己无法感觉宁静，而且无法逃避恐惧、压力和糟糕感情的事实，那你就能更高效地处理它们，并且会为自己的表现感到骄傲。

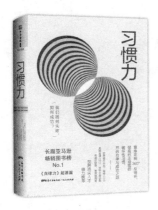

一堂价值 25 万美元的自我管理课
无论你是管理自己，
还是领导一家《财富》500 强企业
都应该杜绝这 20+1 个魔鬼习惯

　　每个人都有这样或那样的"小习惯"，它们也许曾是你成功路上的助推剂，但当你想"更上一层楼"的时候，这些习惯却摇身一变成了阻碍你前进的"致命陷阱"：

　　求胜欲太强：在任何情况下都要不惜一切代价去打败对方，无论这样做是否值得；太喜欢加分，不管有没有必要，每次讨论的时候总是要发表一番自己的见解，对别人进行提示或引导；

　　喜欢用"不""但是""可是"来开头，对别人提出的任何建议都要唱唱反调，喜欢说："你说得有一定的道理，但是……"

　　否定别人或故作高深：总要用自己的负面思维去影响周围的人，即便是在毫无必要的时候，比如"让我来告诉你这样做为什么不行"。

改变顽固的破坏性习惯，在工作与生活中获得你想要的结果
量身定制 360° 反馈环，开启自律与成功之路

自律是更高级的自控

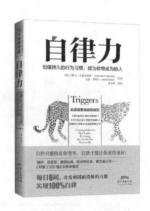

厨房里飘来培根的香味，让人抑制不住大快朵颐的冲动，却忘记了医生让我们控制胆固醇的建议；

手机铃声响起，我们的眼神不由自主转向亮起的屏幕，却错过了朋友和家人最真挚的眼神；

时钟走到7：51时你保证8：00开工，半小时后你又把闹钟设在9：00，你成了"整点爱好者"，却患上了严重的拖延症。

我们的消极反应通常是环境中消极诱因的产物。它们诱使我们以完全不符合自我认知的方式对同事、父母或朋友做出反应。虽然看起来环境并不在我们的掌控中，我们却能选择自己的反应。

然而，选择不等于行动，无论需求多么紧急，改变对我们来说总是很难的事。我们是优秀的策划者，但当环境在工作与生活中发挥影响时，我们就变成了蹩脚的执行者。

[美] 马歇尔·古德史密斯
马克·莱特尔　著
张尧然　译

中资海派出品
定　价：39.80元

创建持久的行为习惯，
成为你想成为的人

写给善于制定目标，却难以达成目标的你
风行全球！写给成年人的习惯改造书

"iHappy书友会"会员申请表

姓　名（以身份证为准）：＿＿＿＿＿＿；　性　别：＿＿＿＿＿＿＿＿＿＿；

年　龄：＿＿＿＿＿＿＿＿＿＿＿＿；　职　业：＿＿＿＿＿＿＿＿＿＿＿；

手机号码：＿＿＿＿＿＿＿＿＿＿＿；　E-mail：＿＿＿＿＿＿＿＿＿＿＿；

邮寄地址：＿＿＿＿＿＿＿＿＿＿＿；　邮政编码：＿＿＿＿＿＿＿＿＿＿；

微信账号：＿＿＿＿＿＿＿＿＿＿＿＿（选填）

请严格按上述格式将相关信息发邮件至中资海派"iHappy书友会"会员服务部。

邮　箱：szmiss@126.com

微信联系方式：请扫描二维码或查找zzhpszpublishing关注"中资海派图书"

优惠订购	订阅人		部　门		单位名称	
	地　址					
	电　话			传　真		
	电子邮箱		公司网址		邮　编	
	订购书目					
	付款方式	邮局汇款	中资海派商务管理(深圳)有限公司 中国深圳银湖路中国脑库A栋四楼　　　　邮编：518029			
		银行电汇或转账	户　名：中资海派商务管理(深圳)有限公司 开户行：招行深圳科苑支行 账　号：81 5781 4257 1000 1 交通银行卡户名：桂林　卡　号：622260 1310006 765820			
	附注	1. 请将订阅单连同汇款单影印件传真或邮寄，以凭办理。 2. 订阅单请用正楷填写清楚，以便以最快方式送达。 3. 咨询热线：0755-25970306转158、168　传　真：0755-25970309转825 E-mail: szmiss@126.com				

→利用本订购单订购一律享受九折特价优惠。

→团购30本以上八五折优惠。